KB264555

내 몸에 맞는 운동과 건강

하철수 지음

가림출판사

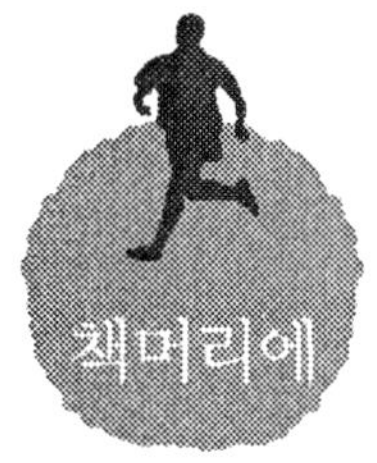

'빨리 자라서 어른이 되고 싶다.'고 생각했던 어릴 때 기억들이 아직 남아 있는데, 벌써 50세를 훌쩍 넘겨 버렸다. 누군가가 "세월이 화살과 같다."고 했는데, 지금 와서 정말로 공감하는 이야기이다.

필자는 초등학교 4학년 때 결핵이 완치된 후 부모님 손에 이끌려 태권도 도장을 다니면서 운동과 인연을 맺게 되었다.

중학교 때는 탁구에 미쳐 탁구장에서 살다시피 하면서 탁구 선수 생활도 하였고, 고등학교에 들어가면서부터 체육 선생님이 되는 꿈을 가지게 되었다. 고등학교 시절에는 공부보다 탁구와 태권도 그리고 웨이트 트레이닝으로 몸을 만드는 데 많은 시간을 보냈다. 서울에 있는 체육대학에 진학한 후로는 4년 동안 웨이트 트레이닝으로 몸을 만드는 보디빌딩에 빠져 운동을 더욱 열심히 하였다.

R. O. T. C 장교로 입대하여 소대장으로 근무하면서는 소대 막사 옆에 벤치프레스(bench press)를 나무로 만들어서 웨이트 트레이닝을 계속하였다. 군 소집 해제 후 서울에 있는 모교 대학에서 조교 생활을 할 때는 체육대학 내 트레이닝장에서 계속 운동을 할 수 있었다.

상지대학교 체육학과에 교수로 임용된 후에는 웨이트 트레이닝장이 없어서 사비를 들여 웨이트 트레이닝장을 만들면서까지 운동을 계속해오고 있다.

고등학교 시절부터 30년이 넘는 세월을 꾸준히 운동한 셈이니 평생 운동을 하였다고 하여도 지나친 말은 아닐 것이다.

체육학과 교수로 재직한 22년이라는 세월 동안 강의하고, 연구한 내용과 교과목이 운동역학, 트레이닝 방법, 학교 보건, 건강학 등으로 너무 어려운 것이 많아 체육학을 전문적으로 배우려는 학생뿐 아니라 건강 지식을 습득하려는 일반인도 재미있고, 쉽게 이해할 수 있는 이야기 같은 책이 필요하다고 생각하면서 책을 집필하게 되었다.

이 책은 이야기식으로 풀어 쓴 건강 책이다. 건강과 관련 있는 체육·스포츠 과학 분야 전문 교과목들을 쉽게 이해할 수 있도록 나름대로 많은 시간과 노력을 들여 정리하였다.

끝으로 이 책이 만들어지기까지 원고 정리에 많은 시간을 함께 한 이영림 선생님과 책이 출간될 수 있도록 도움을 주신 가림출판사 강선회 사장님 이하 편집부 직원분들께 감사의 말씀을 전한다.

2008년 1월 상지대학교 체육학부 연구실에서

저자 하 철 수

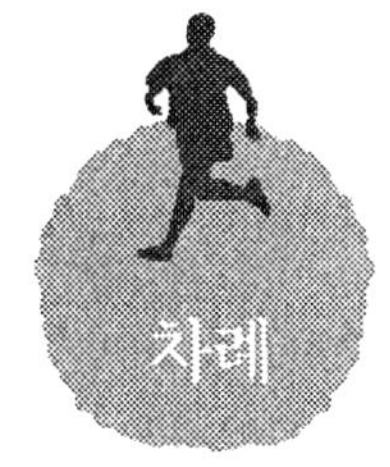

차례

건강한 삶을 위한 신체주기 이야기

우리나라는 4계절로 이루어져 있으며 기온차가 확실하다.

3월의 봄기운은 추위에 움츠러들었던 몸과 마음을 녹여 주고, 꽃을 활짝 피우며, 인간의 신체에도 기운이 넘치게 한다. 7월 즈음에는 여름 장마가 계속되고, 8월이 되면서부터는 으레 장마가 끝나면서 불볕더위가 기승을 부린다. 입추가 되면 그 무렵까지 기승을 부리던 더위도 한풀 꺾인다. 아침저녁으로 제법 서늘한 가을바람이 불어오기 시작한다는 처서가 지나면 일교차가 커지면서 날씨가 선선해지고, 온갖 곡식들을 거둬들이는 계절로 바뀐다. 12월 겨울

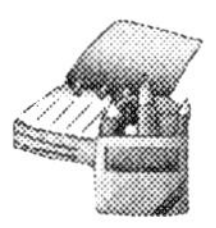

신체주기

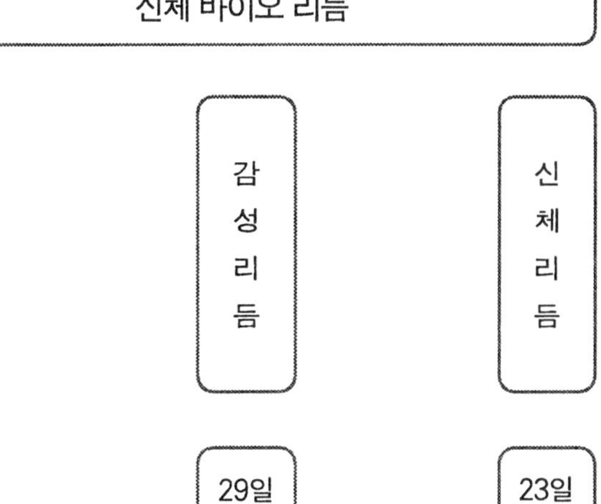

- 우리나라는 4계절이 1년 주기
- 빨리 빨리
- 인체는 3, 3, 3, 3 원리에 의해 조화와 균형을 이루고 있다.

이 오면 기온이 뚝 떨어지면서 눈이 오고 물이 얼면서 사람들의 몸과 마음이 움츠러든다.

이렇게 우리나라는 4계절이 1년 주기로 빠르게 변화한다. 너무나 주기가 빠르고 확실한 날씨 탓에 우리나라 사람들의 성격도 무척 급하고 확실한 것 같다.

동남아시아 현지인들이 다른 한국어도는 몰라도 '빨리빨리'란 말은 알아듣는 것을 보면 한국 사람들의 성격이 얼마나 급한지를 알 수 있다. 우리나라의 4계절 주기는 우리도 모르는 사이에 성격을 급하고 다혈질적으로 만들어 놓은 것 같다.

인체는 자연법칙에 의한 주기, 생물학적 에너지주기, 신체 안팎에서 일어나는 생체주기에 의해 유지되고 있다.

옛날 우리 조상들은 '3'이라는 숫자를 좋아해서 승부를 가릴 때도 삼세 번 시합을 했다. 그 영향 때문인지 요즘도 우리나라 사람들은 가위, 바위, 보를 할 때나 내기를 할 때 삼세 번을 한다.

이러한 3이라는 숫자는 우연히 만들어진 것이 아니다. 동양에서는 옛날부터 인체가 '3, 3, 3, 3'의 원리에 의해 조화와 균형을 이룬다고 하였다. 인체의 조화와 균형은 건강의 처음이자 마지막 원리이다.

인체의 3, 3, 3, 3 원리에 관한 내용을 살펴보면, 신체 바이오리듬에는 지성리듬 33일, 감성리듬 29일, 신체리듬 23일 등의 세 가지 신체주기가 있고, 두뇌는 이성의 뇌(대뇌 신피질), 감성의 뇌(대뇌 변연계), 야성의 뇌(간뇌)로 구분되어 세 가지 활동을 한다.

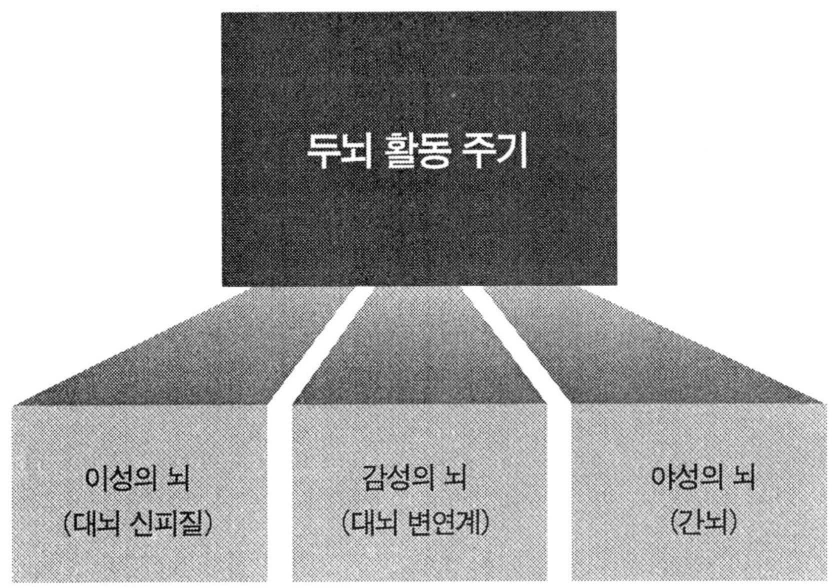

체내 내분비 계통 호르몬은 세 가지 곧 도파민(dopamine), 엔도르핀(endorphine), 아드레날린(adrenaline)이 있고, 체내 단전도 세 가지 즉 상단전, 중단전, 하단전이 있다.

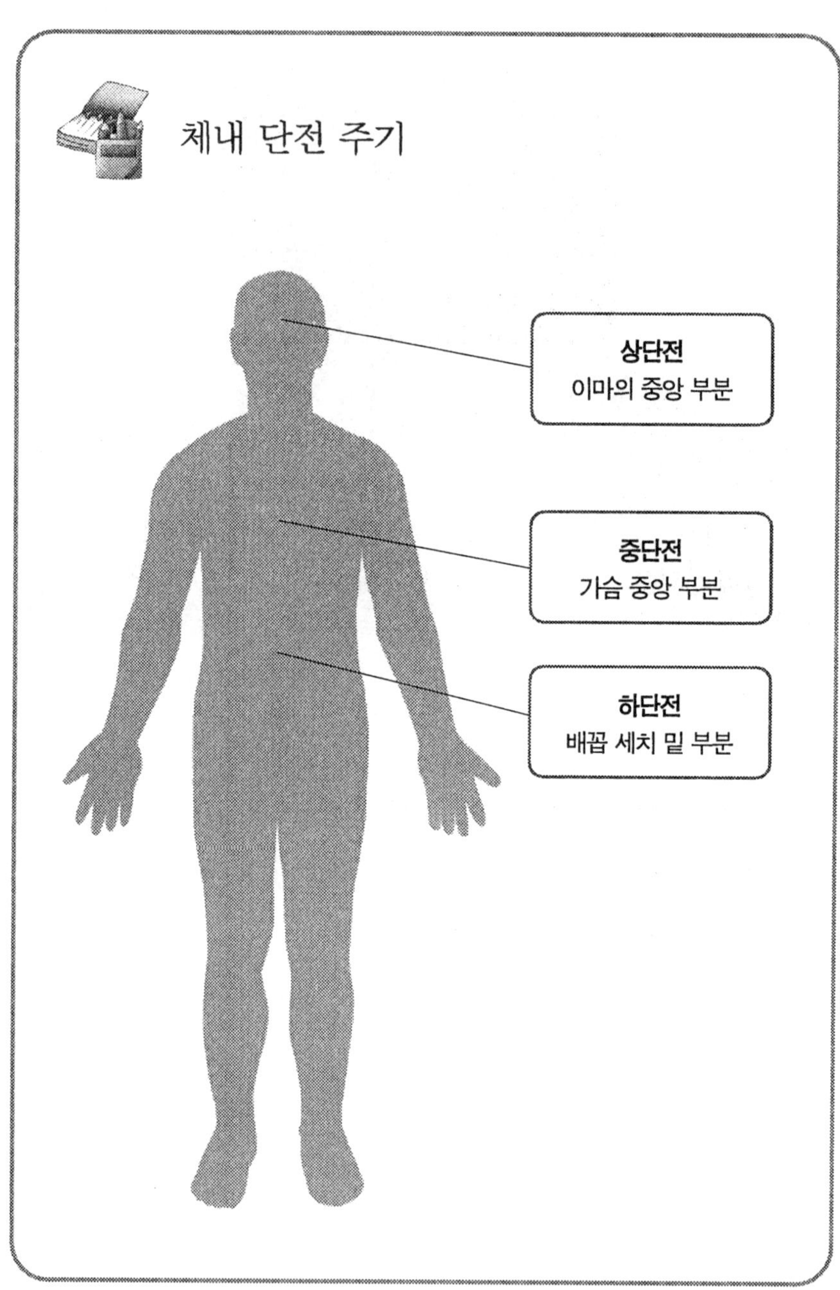
체내 단전 주기
상단전
이마의 중앙 부분
중단전
가슴 중앙 부분
하단전
배꼽 세치 밑 부분

동양에서는 옛날부터 신체 바이오리듬 세 가지, 두뇌 활동 세 가지, 호르몬 세 가지, 단전 세 가지에 의해 인체가 조화와 균형을 이루며 생존하고 있다고 한다. 이러한 이론적인 배경에 의해 옛날부터 우리나라 사람들은 삼세 번이라는 말을 이런저런 조건에 갖다 붙인 것이 아닌가 싶다.

그러나 캄보디아 같은 나라는 3이라는 숫자를 무척 싫어하고 기피해서 절대로 세 사람이 함께 사진을 찍지 않는다. 현지 사람들에게 이야기 들은 바로는 1970년대 폴포트 공산정권 때 세 명 이상만 모였다 하면 붙잡아서 죽이든지, 감옥에 가두든지 하여 이백만에서 삼백만 명에 이르는 동족들을 무참히 살해하였다고 한다. 현재는 세 명이 모여 사진을 찍는 것조차 금기사항으로 여기고 있다.

2008년 베이징 올림픽 개막식 시작 시각은 2008년 8월 8일 오후 8시인데, 중국 사람들은 숫자가 여러 번 겹치는 것이 행운을 가져준다고 하여 매우 좋아한다고 한다. 올림픽 개막식 행사도 일부러 8자가 계속 겹치게 하여 복과 행운이 올 수 있도록 나름 구상한 것 같다.

특히 중국 경제에 크게 영향을 받는 동남아시아 여러 나라들, 예를 들어 태국, 베트남, 라오스, 캄보디아, 미얀마 등을 여행하다 보면 길거리 상점 간판이 333, 666, 777, 888, 999 이거나 33, 66, 77, 88, 99로 표기되어 있는 것이 많다. 외국 사람인 필자로서는 의아하게 생각되었지만, 현지 사람이나 여행 안내자들에게 물어보면 숫자가 겹치는 상호를 쓰는 이유가 한결같이, 복과 행운을 가져

다준다는 중국 사람들의 오랜 생각 때문이라고 한다.

우리나라 사람들은 언제부터인지 모르겠지만 7이라는 숫자를 무척 좋아하고, 4라는 숫자는 '死(죽을 사)' 자와 연관시켜 무척이나 싫어하고 있다. 7이라는 숫자를 서양에서 럭키세븐(Lucky Seven)이라고 하며 좋아하는 경향이 그대로 전해지지 않았나 싶다.

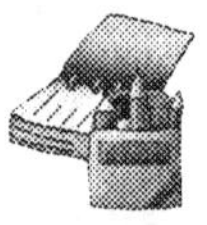

각 국에서 좋아하는 숫자의 예

- 미국 - 7
- 중국 - 8
- 필리핀 - 7
- 캄보디아 - 3
- 일본 - 3
- 한국 - 3, 7(홀수를 좋아함)

많은 나라에서 4라는 숫자는 완전성, 전체성, 질서, 합리성을 나타냄
예) 십자가, 절, 성문, 그리스도교회의 4복음, 4명의 4대 천사, 4대 교부, 4대 예언자, 불교의 네 가지 마음, 사무, 향, 심

우리들이 살고 있는 대자연 속에는 거대한 주기가 있다. 대자연의 거대한 주기 안에는 항상 신체주기도 같이 있다.

태양 주위를 지구가 한 바퀴 돌면서 365일이 생겨났고, 달이 지구 주위를 한 바퀴 돌면서 29일이 생겨났으며, 지구가 스스로 돌면서 24시간이라는 시간이 만들어졌다.

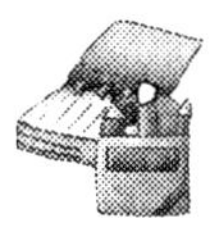

대자연 속 거대한 주기

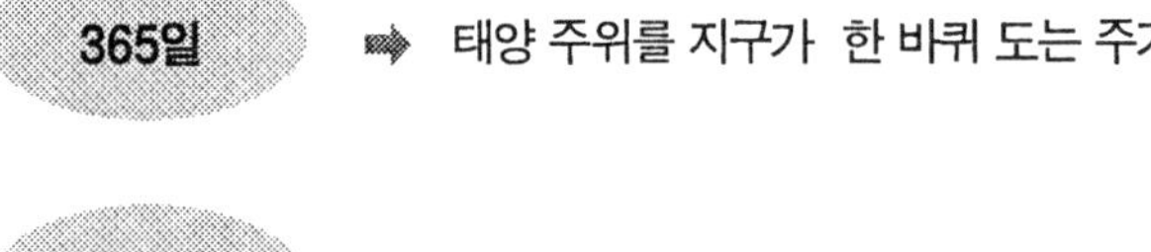

이와 같은 자연법칙에 의한 주기 속에서 인체의 생체리듬은 신체주기 23일, 감성주기 29일, 지성주기 33일이 일어나고 있다. 이 세 주기를 모두 곱하면 21,252일 즉 약 58년 82일로 인생의 1막인 환갑, 60세와 비슷한 시점이 된다.

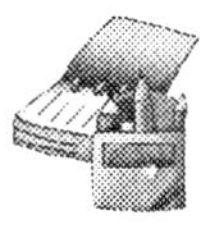

인생의 1막인 환갑

신체주기 23일×감성주기 29일×지성주기 33일=22,011일
약 58년 82일

남자와 여자에게도 이러한 신체주기가 있다. 여자는 일생 동안 7
이라는 숫자주기를 갖는데, 7×2년을 하면 14세로 처음 여자로서
구실을 할 수 있는 초경을 시작하는 나이이며, 7×4주를 하면 28
일로 한 달에 한 번씩 주기적으로 찾아오는 월경주기이다. 7×40
일을 하면 280일로 임신주기인 약 10달이고, 7×7년을 하면 49세
로 폐경기가 찾아오는 때이다.

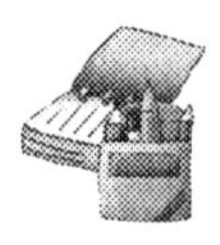

여자 신체주기 : 7

7×2년＝14세 : 초경

7×4주＝28일 : 월경주기

7×40일＝280일 : 임신주기

7×7년＝49세 : 폐경기

남자는 8이라는 숫자주기를 갖는데, 8×2년을 하면 16세로 남자로서 구실을 할 수 있는 남성 호르몬이 분비되어 생식이 가능해지며, 8×8년을 하면 64세로 갱년기를 맞게 된다.

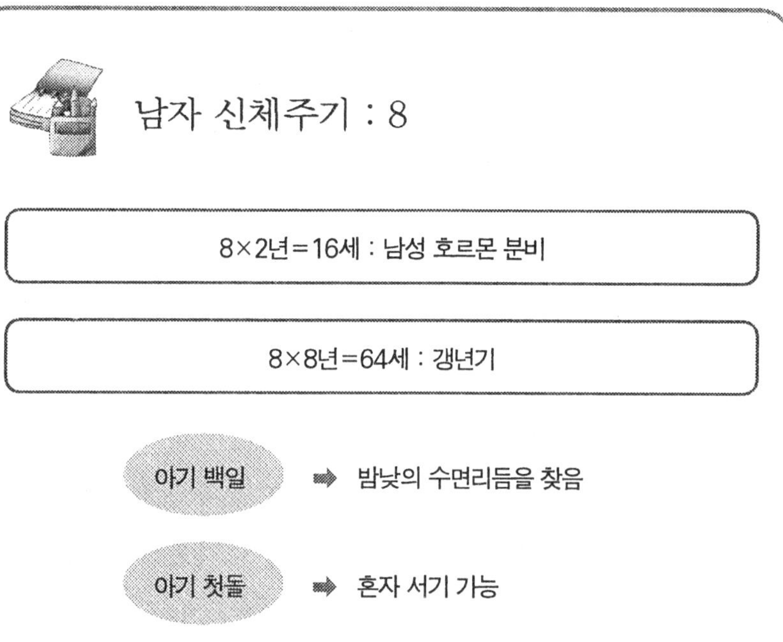

또한 아기는 태어나서 100일이 되면 밤낮의 수면리듬을 찾는다. 밤낮의 수면리듬을 찾은 기념으로 우리나라 사람들은 옛날 조상님들 때로부터 백일잔치를 하여 현재에 이르고 있다.

그 후 아이가 태어난 지 1년이 되면 우리나라 사람들은 첫돌이라고 해서 기념 잔치를 한다. 이때 아기는 혼자 설 수 있는데, 혼자

설 수 있다는 것은 혼자서 걸을 수 있다는 뜻을 내포하고 있기 때문에 이것을 기념하기 위해 첫돌잔치를 한다.

이러한 신체주기는 생체 내에서도 일어나고 있는데, 이를 세포분열이라고 할 수 있다. 인체는 60개에서 100조 개에 이르는 세포들이 모여 있는 거대한 유기체이다. 수많은 세포들은 분열을 하면서 일정한 주기를 갖고 하루에도 수천억 개의 세포가 죽어서 몸 밖으로 나가고, 다시 생겨남으로써 우리 인체가 생존할 수 있게 해준다.

미국의 한 외과의사가 자신의 체내 세포 분열이 불규칙하게 이루어지고 있는 것을 스스로 느끼고 자신은 1년 후에 죽을 것이라 진단하였다고 한다. 그리고 그 의사는 정말 자신의 죽음에 관해 예언한 지 1년 후에 췌장암으로 사망하였다. 이 이야기는 자연법칙에 의한 주기와 함께 신체주기의 조화와 균형이 신체의 자생력과 면역력 및 흡수력을 높여 오랫동안 질병 없이 건강하게 살게 해준다는 것을 보여주는 예이다.

신체 발달을 위한 트레이닝도 신체주기에 맞추어서 해야 하는데, 목적에 따라 트레이닝 방법, 시간, 횟수가 달라진다. 유산소 운동을 하는 경우에는 일반적으로 일주일에 6일은 트레이닝을 하고, 1일은 충분하게 휴식하는 신체주기를 일정하게 갖는 것이 신체 발달에 효과적이다. 무산소 운동을 하는 경우에는 신체 근육 발달을 하기 위한 운동은 일주일에 3일 이상하되, 2일에 한 번씩 신체주기를 일정하게 갖는 것이 효과적이다.

미국의 유명한 교육학자인 브루너(Bruner)는 인체에 관계되는 주기를 세 가지로 연구보고하고 관련 능력을 말하였다. 첫 번째 주기는 지적 능력과 연관이 있다. 지적 능력은 뇌를 많이 쓰는 직업을 가진 사람들이 가지는 능력으로, 주로 외우는 능력이 다른 사람들보다 뛰어난 사람들에게 나타난다고 하였다. 두 번째 주기는 감성 능력과 관련이 있는데, 브루너는 남녀노소 누구나 감정에 대한 능력이 있다고 하였다. 세 번째 주기와 관계된 것은 심동 능력으로 예체능 계통에 탁월한 능력을 발휘할 수 있는 재능 있는 사람들이 미술, 무용, 체육, 음악, 마술, 배우, 탤런트 등의 직업을 가지고 몸과 마음으로 끼를 발산하며 자신의 세계를 추구하는 능력을 말한다고 하였다.

브루너는 이렇게 인간의 능력을 세 가지로 나누면서 결론적으로 "인간의 I.Q는 없다."라고 주장했다. 이 주장은 사람마다 각각 능력이 다르므로 I.Q로 개개인의 능력을 평가할 수 없다는 것이다.

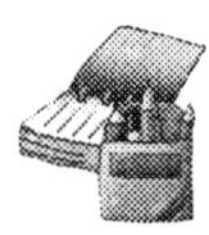

브루너가 말하는
인체의 주기와 관련된 능력

지적 능력

과학자, 수학자,
영문학자, 국문학자

감성 능력

남녀노소
누구나에게 있는 감정

심동 능력

미술, 무용, 체육,
음악, 마술, 배우,
탤런트, 방송인

결론

인간에게 I.Q는 없다

　이상과 같이 살펴본 결과 신체주기에 대한 올바른 지식을 습득하고 이해함으로써 평소 신체주기에 맞는 바른 생활을 하며, 자신의 능력을 어느 정도 알고 난 후 사회 생활이나 직업 선택에 신중을 기하여야 할 것이다. 또한 평생 동안 건강한 삶을 살 수 있도록 규칙적이고 지속적으로 적당한 운동을 하며 노력하여야 할 것이다.

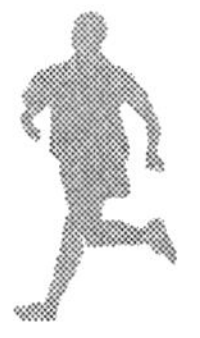

제대로 된 근육 이야기

옛날부터 내려오는 속담이나 조상님들의 말은 잘못된 내용이나 바르지 않는 것이 거의 없다고 본다.

"두 다리가 의사이다."라는 말은 인간이 노화가 진행되면서 신체 각 부분 중에서 가장 먼저 늙는 부분이 다리라고 하는 의미심장한 뜻이다. 젊은 나이에도 무리하게 운동을 하거나 힘이 많이 소모되는 일을 하였을 때는 두 다리가 후들거리는 것을 느낄 수 있을 것이다.

두 다리가 후들거리는 것은 다리 근육에 에너지 소모가 지나치게 많거나 평소에 다리 근육 운동을 제대로 하지 않았기 때문에 나타나는 증상이다.

인간은 태어난 지 얼마 되지 않았을 때는 네 다리로 기어 다니다가 두 다리로 서기를 수없이 반복하는 과정을 거쳐 드디어 걷기를 시작한다. 걷기 시작하였다는 것은 두 다리 근육이 체중을 지탱할 수 있을 정도로 힘이 생겼다는 것을 의미한다. 걷는 것은 체중의 1.5배에 해당하는 힘이 두 다리에 실리기 때문에 두 다리의 근력 없이는 할 수 없는 행동이다. 태어나서부터 죽음에 이르기까지 인간이 가장 많이 하는 신체 움직임이 바로 걷기이다.

그러면 근육의 노화 현상은 언제부터 시작되는 것일까? 많은 사람들이 나이가 들어가면서 근력이 없어진다고 생각하는데, 이것은 잘못된 생각이다.

인체 생리학자들의 주장에 따르면, 인간은 남녀를 막론하고 25세 이후부터는 세월이 갈수록 1년에 250g 정도의 근육이 저절로 없어진다. 이 주장은 25세 이후부터 근력 운동을 하지 않으면 근육이 없어진다는 뜻이다. 그러므로 나이가 들수록, 특히 40대, 50대가 될수록 남녀 모두 신경 써서 하여야 할 운동이 근력 운동이다.

그러면 근육이란 무엇이고, 근력 운동은 어떻게 하여야 효율적일까?

근육은 인체의 모든 움직임을 조절하는데, 몸무게의 40% 이상을 차지하고 있다. 76~78%의 수분과 22~24%의 고형분으로 만들어져 있으며, 고형분의 대부분은 단백질로 이루어져 있다.

인간의 움직임은 주로 골격근에 의존하고 있는데, 골격근은 뼈에 붙어있는 근육을 말하며, 다른 용어로는 횡문근이라고도 한다. 일반적으로는 사람들이 이야기하기 쉬운 말로 '알통' 또는 '갑바'라 한다. 이 외에도 인체에는 아래 그림과 같이 다른 종류의 근육들도 있다.

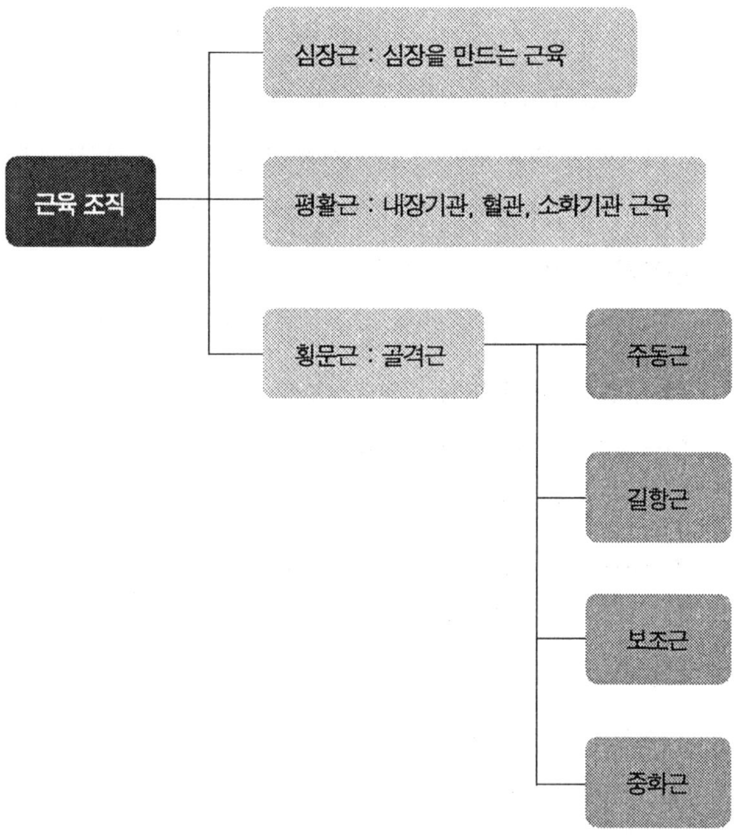

인체에 있는 근육들이 대뇌의 명령을 받고 움직이든지, 자율신경계에 의해 움직이든지 간에 근력이란 근육 수축에 의하여 발생하는 물리적인 운동 에너지를 말한다.

근육 수축에 의한 근육 발달은 주로 횡문근의 수축과 이완에 의한 의식적인 움직임을 가능하게 하고, 신체 움직임과 자세 유지를 위한 힘을 생산하는 기본적인 기능 외에도 다양한 기능을 한다.

신체에는 약 400개 이상의 횡문근이 있는데, 건에 의해 뼈에 붙어 운동을 다양하게 할 수 있는 것은 근육과 관절 형태에 의한 것이다.

횡문근은 스포츠 운동 종목에 따라 크게 다르게 만들어져야 한다. 예를 들어, 마라톤 선수들의 하체 근육은 바싹 마른 세장형의 근육으로 매우 가늘어 보인다. 그러나 육상 중에서도 단거리 종목인 100m와 200m 달리기 선수들의 하체 근육은 보디빌딩 선수들만큼 발달되어 일반인들과 비교하면 굵기가 2~3배 이상 된다.

하루에도 몇 시간씩 달리기 연습을 하는 마라톤 선수들의 하체 근육이 세장형으로 가늘게 보이는 이유는 무엇일까? 그것은 마라톤 선수들과 단거리 선수들의 근육이 커다란 차이가 있으며, 훈련 강도와 방법을 오랫동안 다르게 하여 왔기 때문이다.

인체의 뼈와 동시에 움직이는 골격근을 분해하여 보면 다음과 같다.

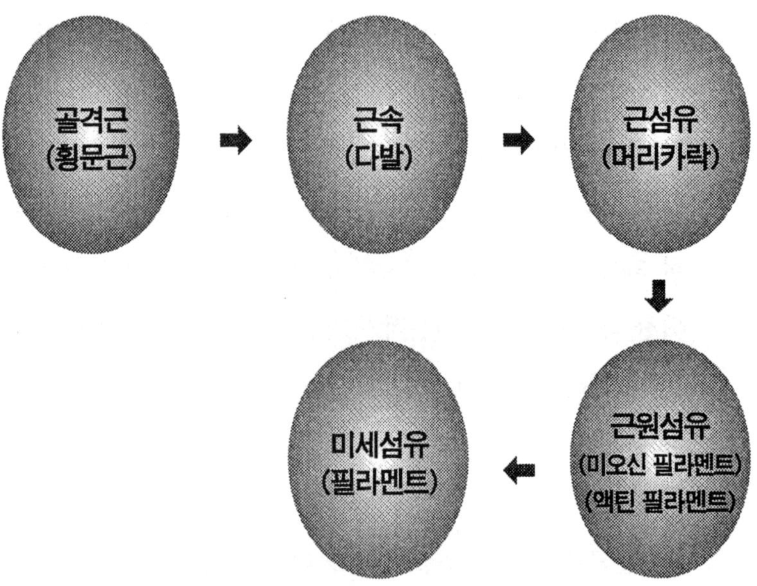

신체 움직임은 근원 섬유 안에 있는 액틴 필라멘트와 미오신 필라멘트의 상호작용에 의한 수축과 이완이 만들어낸다는 이론은 1954년에 헉슬리(Huxley)가 연구보고한 후 지금까지 전해지고 있다.

장시간 걷거나 달리기를 할 때, 100m 달리기를 하거나 무거운 물체를 들어 올릴 때 골격근이 수축하는 목적은 각각 다르다. 장시간 걷거나 달리기를 하는 사람들은 근육이 오랜 시간을 지속시킬 수 있는 힘 즉, 근지구력이 필요하고, 100m 달리기나 근력 운동을 하는 사람들은 근력이 필요하기 때문이다.

이와 같이 운동 종목에 따라 사용되는 근육 섬유는 서로 다른 성질을 지니고 있으며, 유전적 요인과 활동 기능에 따라 다르게 구성된다.

똑같은 시기에 똑같은 근력 운동을 똑같은 시간 동안 하더라도 근육 발달이 빠른 사람이 있는가 하면 느린 사람도 있다. 몸짱이 되어 보겠다고 헬스클럽에 가서 똑같은 시기에 근력 운동을 시작하였는데, 다른 사람은 몸짱이 되어가는 것 같은데 자신은 그렇지 않은 것 같다는 생각이 들 수도 있다. 사람은 똑같이 만들어낸 로봇이 아니므로 분명히 개인차가 나타난다. 여기서 개인차라는 것은 섭취하는 영양분, 유전적 요인, 서로 다른 근육 섬유, 운동 강도, 운동 방법, 운동 횟수 등과 같이 무수한 요인들을 말한다.

따라서 자신이 어떠한 근육을 가지고 있는가를 파악하고, 그에 맞는 근육 운동을 하여야 하며, 근육 발달이 다른 사람보다 느리더라도 스트레스를 받지 말고 시간을 충분히 투자하여 자신에게 맞는 근력 운동 프로그램을 개발해야 한다. 그 후 운동량을 꾸준히 천천히 늘려 가면 다른 사람보다 조금 늦더라도 몸짱이 될 수 있을 것이다.

몸짱이 되기 위한 3대 요소는 운동, 영양, 휴식이다.

근력은 힘들어서 중량 운동 즉 웨이트 트레이닝을 하지 않으면 향상되지 않는다. 25세 이후부터 신체 노화가 진행되므로 신경을 써야 할 운동 종목이 중량 운동이다.

평소에는 못 느끼고 살지만 생각지도 못한 사고를 당하였을 때 신체를 제대로 보호해주는 일을 하는 부분이 근육이다. 그러므로 신체 근육을 발달시킬 뿐만 아니라 혹시 생겨날 수 있는 불의의

사고에서 목숨을 건질 수 있으려면 평소에 근력 향상 운동을 해야 한다.

근력 운동을 하여 목숨을 건진 예를 필자의 경우를 들어 소개해 보겠다. 필자는 1984년에 처음 스키를 배우러 용평 스키장에 갔었다. 다른 사람과 마찬가지로 슬로프 밑에서 1시간 정도 실기 강습을 받고 난 후 초보자 슬로프부터 시작해서 중급자 코스로 올라가 재미있게 스키를 즐길 수 있었다.

점심을 먹고 나서 슬슬 스키 타는 속도가 빨라지면서 재미가 솔솔 붙기 시작하였고, 급기야는 빠른 속도감에 온몸으로 쾌감을 느끼게 되어 상급자 코스의 슬로프로 이동하였다.

상급자 코스 슬로프 위에서 아래를 내려 본 순간 숨이 탁 막히면서 절벽 같다는 느낌을 받았다. 그러나 사내대장부가 여기까지 왔는데 죽든지 살든지 한번 해보자는 생각에 슬로프를 타고 내려가기 시작하였다. 위에서부터 아래로 스키를 타고 내려가면서 굉장히 빨라진다는 생각을 하는 순간 거의 슬로프 마지막 끝 부분에서 앉아버렸다.

스키를 타본 사람은 알겠지만 스키는 앉는 동시에 가속도가 더 붙어서 급속도로 빨라진다. 필자는 슬로프 끝 부분의 안전망에 한 발이 먼저 들어가면서 그 충격으로 머리가 안전망에 굉장히 강하게 부딪혀버렸다. 같은 슬로프에서 리프트를 타고 오던 동료들이 저 사람 누군지 죽었겠다고 하였다니, 얼마나 빠른 속도로 안정망에 가서 부딪쳤는지 알 수 있을 것이다.

안전망에 부딪치는 순간 눈 위에 넘어져서 가만히 생각을 해보니 목이 부러졌다는 느낌이 들었고, '이제는 죽었구나.' 싶었다. 한참을 가만히 있다가 조금씩 목을 돌려 보았다. 그런데 목이 돌아가는 느낌에 '괜찮구나.'라는 안도감이 생기는 동시에 창피하다고 느껴져 자리에서 눈을 털고 급히 일어섰다.

스키복 주머니가 찢어지고, 스키 한 쪽이 멀리 눈 속에 박혀 있었다. 다시 몸을 움직여 보니까 아무런 증상이 나타나지 않아서 오후 내내 또 스키를 탔다.

그런데 다음 날 아침에 눈을 떴는데 목이 돌아가지 않고, 목 주위가 퉁퉁 부어 있어 꼼짝도 하지 못하는 상황이 발생하였다. 할 수 없이 동료들의 신세를 지면서 병원으로 향하였다.

X-ray 촬영을 하고 기다리는데 얼마나 초조하였는지 모른다. 목이 부러졌는지, 아니면 어떻게 됐는지 걱정이 태산 같은데, 담당 의사는 목뼈에는 이상이 없고, 목을 받치는 근육들이 갑자기 큰 충격을 받아서 일시적으로 굳었다고 했다. 그러고 나서는 "목 근육이 이 정도 충격을 받았다면 운동을 하지 않는 사람은 목뼈가 부러졌을 것입니다."라고 하였다.

그 말을 듣는 순간 '아! 내가 평소 웨이트 트레이닝을 한 덕을 보는구나.'라는 생각이 들었다. 만약 그동안 웨이트 트레이닝을 하지 않고 그 사고를 당했다면 아마도 지금 필자는 이렇게 책을 쓰지도 못할 것이다.

또 다른 예를 미국 메릴랜드 주 불티모어의 산드라 라플란쉬라는 23세 여성의 경우에서 들어보겠다. 그녀는 메릴랜드 보디빌딩 챔피언선수권대회를 대비해 훈련 중이었다. 고등학교를 다닐 때 보디빌딩 잡지에서 레이첼 맥리 쉬와 코리 에버슨의 사진을 보고 자극을 받아서였다.

1992년 6월경에 산드라는 친구들과 미팅을 나갔다가 함께 집으로 차를 타고 오는데, 교차로에서 트럭이 갑자기 좌회전을 하여 그녀가 타고 있던 차와 충돌을 하였다. 그녀의 차는 본 방향을 벗어나 전봇대에 부딪쳤다.

구급차가 도착하고, 구조대원들이 산드라를 차 밖으로 끌어내리고 헬리콥터를 이용하여 병원으로 이송하였다. 의사들은 그녀가 뇌출혈이 심하고, 목뼈와 턱뼈가 각각 세 군데 부러졌으며, 혀와 성대가 손상을 입고, 쇄골이 부러졌으며, 무릎골절을 입은 것으로 진단하였다.

산드라는 5일 동안 혼수상태로 있다가 깨어나 여러 달 동안 머리에 해일로(새장 모양의 머리와 목 받침)를 쓰고 지내게 되었다. "교통사고 후 제 모습은 채찍질 당한 강아지와 같았을 겁니다."라고 그녀는 그때를 회상하며 말했다.

산드라는 스스로 신체 활동 프로그램을 짜고, 치료실에서 물리치료, 작업치료, 화법 훈련, 기억력 테스트 등을 받았다. 그리고 치료 후 스스로 체육관에 갔다.

몸이 너무 허약해져서 3kg짜리 아령 운동을 시작으로 강도 있는 훈련을 이어나갔다. 그 후 그녀는 빠르게 충분한 근육을 만들고, 건강 대회를 준비할 수 있었다. 그리고 교통사고가 난 후 1년 6개월 만에 뉴저지 주에서 개최한 건강 대회에 출전하여 참가 선수 16명 중에서 체격에서는 최고 득점을, 종합 순위에서는 종합 5위를 기록하였다.

담당 의사들은 산드라가 생존한 이유를 세 가지로 보고 있었다. 첫째는 나이가 어렸고, 둘째는 살겠다는 의지가 강했으며, 셋째는 근육이 발달한 강한 몸을 지녔다는 것이다.

산드라가 병원으로 실려 왔을 때 의사들이 부모님께 보디빌더였느냐고 물어 볼 정도로 그녀는 목과 승모근이 발달했기 때문에 치명적인 목 부상을 피할 수 있었던 것으로 보인다. "무릎 주위 근육과 인대가 그렇게 강하지 않았었다면 지금처럼 정상적으로 걸어 다니지 못했을 거예요."라고 그녀는 뒷이야기를 하였다. 산드라의 사례는 우리 몸의 근육과 운동이 얼마나 중요한지를 잘 말해준다.

그렇다고 하여 무조건 근력 운동만 하는 것이 좋은 것은 아니다. 건강을 유지하고 신체 노화를 방지하려면 근력 운동뿐 아니라 유산소 운동을 병행해야 한다. 그 이유는 유산소 운동으로 산소를 충분히 공급해야 근력 운동으로 생긴 신체 각 부분의 아픔과 피로 물질을 다음날 완전히 없앨 수 있기 때문이다.

체내에 산소를 충분히 공급하는 동시에 두 다리의 근력을 향상하는 운동으로는 등산이 최고라고 할 수 있다. 그러나 일주일에 한 번으로는 효과가 전혀 없고, 이틀에 한 번은 하여야 근력 향상 효과가 있으며, 하루에 한 번씩 하면 두 다리를 튼튼하게 하는 데 효과가 크다.

달리 운동 시간을 낼 수 없는 사람들은 헬스클럽이나 체육관에
서 운동을 해야 하는데 이때 중량 운동과 함께 유산소 운동(트레드
밀 뛰기, 고정 자전거 타기, 계단 오르내리기, 에어로빅 등)을 함께 해야
심장과 폐 그리고 근육을 동시에 발달시킬 수 있다.

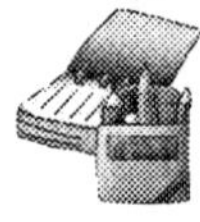

근력 운동으로 몸매와 체중을 한꺼번에 해결하자

- 독일의 연방의회 의원이자 환경부장관 오쉬카 피셔의 예
- 미국의 육상선수 짐 픽스가 쓴 『런닝에 관한 모든 것』이라는 책에서의 예

  웨이트 트레이닝 : 테스토스테론 생성, 근육 강화, 30분에서 48시간 효과
  지속

  유산소성 운동 : 테스토스테론 감퇴, 30분에서 1시간 정도 효과 지속
- 근육은 수많은 세포로 이루어져 있다.

  세포는 크게 세 가지 요소로 구성된다.

  ① 세포막　　　　② 세포질　　　　③ 핵

인체는 25세 이후부터는 따로 근력 운동을 하지 않으면 같은 또래보다 훨씬 빨리 늙게 된다. 신체 외형적인 모습에서도 근력 운동을 하고 있는 사람과 하지 않는 사람은 나이 차이가 많게는 5~10년 정도 나타난다. 늙는 것이 두렵고 서러운 사람들은 지금부터라도 근력 운동을 시작하기 바란다.

그러나 40대 이후 사람들은 뼈나 근육이 20대 젊은이와 같지 않으므로 너무 급하게 젊어지려고 무리하게 근력 운동을 하면 역효과가 생길 수도 있다. 자기 능력에 맞는 맞춤 운동을 하되, 운동 기구는 가벼운 것부터 시작하여 점차 무거운 것으로 천천히 중량을 늘려가면서 근력 운동을 하는 것이 바람직하다.

처음 운동을 시작하여 4주가 지나면 근육 발달 효과를 볼 수 있고, 8주가 지나면 최대 효과를 볼 수 있다. 다만, 중량 운동만 하면 체내에 피로 물질이 계속 쌓여 신체 어느 부분이든 간에 아픔이나 통증이 나타나고, 강도가 심할 경우 감기몸살이 오게 된다는 점을 고려해야 한다.

중량 운동을 하면 당연히 감기몸살이 오게 되는데, 그때는 '신체가 너무 피로해졌구나.' 생각하고, 충분한 휴식과 영양 섭취를 하면서 몸살이 끝날 때를 기다렸다가 다시 중량 운동을 하면 된다. 제대로 중량 운동을 하였다면 초보자는 보통 1년 동안 세 번 몸살이 지나가고, 그 다음 해부터는 신체 내 완전한 적응으로 감기몸살 현상이 없어진다. 그러면 이때부터는 '근력 운동에 중독이 되었구나.' 라고 생각해도 된다. 근력 운동에 중독이 되면 하루라도 하지 않으면 몸이 이상하다고 느껴져서 평생 죽을 때까지 운동을 하게 될 것이다.

독일의 생리학자인 헤팅거(Hettinger)와 뮬러(Muller)는 "근력 향상은 자신의 최대 근력의 1/3 부하부터 시작되며, 자신의 최대 근력의 2/3 이상 부하에서 최대 효과가 나타난다."라고 하였다. 이 이론에 의하면, 자신의 최대 근력의 1/3 부하로 중량 운동을 해야 근육 수축 효과가 나타나서 근지구력이 발달하고, 2/3 이상 부하로 중량 운동을 해야 근력이 길러진다. 1/3 부하는 15~20회 운동할 수 있는 능력을 말하며, 2/3 부하는 8회 운동할 수 있는 능력을 가리킨다.

그러므로 중량 운동을 할 때 근지구력을 향상시키려면 모든 웨이트 트레이닝 종목을 15~20회 정도 빠르게 반복해서 해야 하고, 근력을 발달시키려면 모든 웨이트 트레이닝 종목을 8회로 최대한 느리게 반복하여 동작해야 한다. 근력 운동 시 2/3 부하는 중량을

헤팅거와 뮬러의 주장에 따르면, 자신의 최대 근력의 1/3 부하부터 근육 수축이 시작되며, 자신의 최대 근력의 2/3 이상 부하부터 3/3 부하까지 최대 근력 향상 효과가 나타난다.
① 자신의 최대 근력의 1/3 부하에서는 15~20회 운동 : 근지구력 향상
② 자신의 최대 근력의 2/3 부하 이상부터 3/3 부하까지는 8회~1회 운동 : 근력 향상

들었을 때 8회, 3/4 부하는 5~6회, 4/5 부하는 3~4회, 5/5 부하는 단 1회 동작을 할 수 있는 능력을 말한다. 부하가 클수록 근력 향상 효과는 높아진다.

이상 내용을 이해하고 중량 운동을 계속 한다면 근지구력과 근력을 향상할 수 있을 것이다.

근지구력과 근력 향상은 같은 중량 기구로 동작을 반복하는 횟수가 증가하는 것을 보면 쉽게 알 수 있다. 필자가 제시한 횟수보다 반복 동작을 많이 할 수 있다면 중량을 더 늘리고 횟수를 적절하게 조절해야 한다. 시간이 지날수록 점차적으로 운동할 수 있는 중량은 높아지고, 중량이 높아질수록 근지구력과 근력은 상대적으로 향상된다.

근력 운동은 평생 꾸준하게 해야 효과를 지속할 수 있으므로, 천천히 근육을 발달시킨다는 느긋한 생각으로 오랜 세월을 투자해야 한다. 그리하면 건강한 삶을 오랫동안 유지하여 죽을 때까지 노인이라는 소리를 최소한 적게 들을 수 있을 것이다.

몸짱 만들기

필자는 체육학 강의를 하거나 사람들을 만날 때 근력 운동에 관하여 수없이 이야기를 하면서 권유하였다. 그러나 사람들은 필자의 이야기를 듣는 둥 마는 둥 귀담아 듣지 않았다.

그런데 어느 날 갑자기 자고 일어나니까 매스컴에 몸짱 아줌마가 화제가 되고, 영화배우, 탤런트, 가수에 이르기까지 S라인, V라인, M라인, Y라인 등 바디라인 이야기가 거론되기 시작하더니, 지금은 운동을 하지 않는 사람들이 이상하게 취급되고 있을 지경이다.

22년 동안 대학에서 체육학 강의를 하고, 33년이란 세월이 되도록 계속해서 규칙적으로 운동을 하고 있는 필자로서는 환영하여야 할 이야기이다. 하지만 좋은 의도에서 시작한 몸짱 만들기 운동을 제대로 된 기초 지식이나 전문가의 지도 없이 너도나도 마구잡이로 한다면 도리어 몸을 망가트릴까봐 한편으로는 걱정이 앞선다. 필자의 몸짱 만들기 이야기를 충분히 이해하고, 어떻게, 어떤 방법으로 운동을 하는지 습득한 후 실행하여 반드시 몸짱이 되기를 바란다.

필자는 초등학교 시절 결핵에 걸려서 1년 동안 약을 복용한 후 의사에게 완치 판정을 받고 부모님 권유로 태권도 체육관에 가게 되었다. 부모님은 필자가 몸이 허약하니까 건강하게 키우려고 태권도를 배우게 하셨을 것이다.

그 후 필자는 고등학교 2학년 때까지 태권도 선수로 활동하다가 싫증을 느껴 무엇인가 할 만한 다른 운동이 없을까 하고 찾아다니다가 헬스클럽에 들르게 되었다. 그것을 계기로 선배님들이나 체육관장님들에게 많은 지식과 트레이닝 방법을 배웠다. 그러나 그러한 것의 대부분이 단지 자신들의 경험으로 가르친 것이지, 체계적이고 과학적인 것이 아니라는 것을 대학교에 들어가 체육학을 전공하면서 알게 되었다.

필자와 같은 사람이 또 있을까 하여, 필자가 웨이트 트레이닝을 현재까지 30년 이상 규칙적으로 지속해오면서 경험한 것과 체육학 전문 지식을 접목하여 올바른 운동 방법을 제시하고자 한다. 잘못된 지식과 트레이닝 방법은 오히려 건강을 해치고, 신체 부상과도 연관이 있으므로, 올바른 방법을 이해하고 운동해야 한다.

신체 근력 향상을 위한 웨이트 트레이닝은 무산소성 운동의 일종으로 산소 없이 하는 운동이다. 운동을 할 때 산소 공급이 없다는 것은 운동이 끝나고 나면 신체 부분에 통증이 찾아온다는 것을 의미이다. 이러한 통증은 피로 물질인 젖산이 신체에 부분적으로 축적되어 생기는 생리적인 변화이다. 그러므로 웨이트 트레이닝 후에 생기는 통증과 아픔을 조금이나마 없애려면 유산소성 운동을 함께 해 주는 것이 좋다.

유산소성 운동을 하지 못할 경우에는 올바른 웨이트 트레이닝 방법을 숙지하여 제대로 근력 운동을 하면, 규칙적으로 계속되는 운동에도 인체가 각 부분의 통증과 아픔에 적당히 적응되어 갈 수 있다.

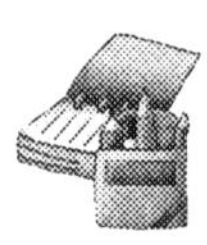

유산소성 운동과 무산소성 운동

유산소성 운동 : 산소를 공급받으며 5분 이상 하는 운동, 에너지가 완전 연소됨

무산소성 운동 : 산소 없이 60초 이내에 하는 운동, 에너지가 불완전 연소됨

지금부터 제시하는 24가지 웨이트 트레이닝 방법을 제대로 이해하여 적용한다면 근력 향상에 큰 도움을 얻을 수 있을 것이다.

운동 능력은 개인마다 다르다

운동 능력은 개인의 나이, 성격, 체력, 체격, 건강 상태, 힘의 크기, 체내 에너지 보유 능력 등으로 차이가 많이 난다. 따라서 개인별 맞춤 운동이 필수적이다.

근육 운동에 앞서 체력 테스트를 반드시 한 후에 전문가의 도움을 받아서 자기에게 맞는 맞춤 운동 프로그램을 짜야 한다. 이는 의사의 처방전을 받아 약국에 가서 약을 처방전에 맞게 사서 치료하는 것과 같은 이치이다.

만약 여러 가지 조건이 다른 사람이 같은 운동과 강도로 운동을 하면, 어떤 사람은 운동 강도가 너무 낮아서 효과가 없고, 어떤 사람은 운동 강도가 너무 높아서 부상이나 고통이 있기도 한다. 이러한 이유로 운동은 최대한 자신의 능력에 맞게 하여야 한다.

세트 만들기

몸짱 만들기에서 가장 기본 단위는 횟수(빈도)이고, 가장 큰 단위는 세트(set)이다.

세트 만들기의 목적은 신체 한 부위의 근육을 1세트에 그치지 않고 4~5세트 정도 운동할 수 있도록 프로그램을 짜서 근육을 자극시켜 최대한 커지게 하는 것이다.

일정한 반복 동작의 횟수가 채워졌을 때를 1세트라고 하는데, 근육 운동을 할 때는 보통 4~5세트 정도를 동작한다. 근력 향상을 위한 근육 운동을 할 때는 1세트에 반복 횟수를 8회 내지 10회로 하고, 근지구력 향상을 위한 운동을 한다면 15회에서 20회까지 빠르게 반복 운동을 한다.

대부분 몸짱 만들기 전문 트레이너들은 초보자들에게 최대한 천천히 느리게 반복 운동을 하라고 이야기하는데, 이는 근력 운동 시 정확한 자세를 유지하며, 자극 받는 근육이 지속적으로 긴장하고 부상을 입지 않도록 하기 위해서이다.

근력 운동 시 동작을 너무 빠르게 반복하면 근육이 탄력을 받아 즉 탄성 효과가 나타나 부하(중량)에 저항하여 튕기면서 자극이 떨어지게 된다. 따라서 최대한 느리게 운동하여 반복 동작의 처음부터 끝까지 근육이 부하에 저항하면서 지속적인 긴장을 유지하도록 하는 것이 매우 중요하다.

몸짱 만들기는 무슨 종류의 운동을 하느냐, 신체 어느 부위의 근육을 운동하느냐, 근육 운동을 하는 목적이 무엇이냐에 따라 세트 사이의 휴식 시간이 짧아지기도 하고, 길어지기도 한다.

예를 들어, 근육 중에 큰 근육에 최대한 힘이 들어가는 세트로 운동하는 경우와 작은 근육을 섬세하게 만들기 위한 운동을 할 때의 휴식 시간은 몇 십초에서 몇 분에 이르기까지 차이가 있다. 특수한 목표와 최대 강도를 요구하는 운동은 세트 사이에 전혀 쉬지 않을 수도 있다.

근육 운동을 시작한 후 근육 굵기나 크기를 향상시키려면 세트 사이 휴식 시간을 60~90초로 하고, 운동하는 강도가 높을 때는 90~120초 정도로 한다. 이때 자연스런 휴식 시간을 갖기 위한 방법으로 자신의 근력 운동 프로그램과 비슷한 수준의 파트너를 구하여 세트 간에 교대로 운동하면 더 좋은 결과를 기대할 수 있다.

근육이 정신을 못 차리게 해야 한다

신체 내 근육들은 계속하여 반복하는 운동 방법에 빠르게 적응하는 성질이 있으므로, 같은 운동 방법에 근육이 적응해버리면 더 이상 근육 향상의 변화를 기대하기가 어렵다. 그러므로 반복되는 같은 운동 방법에 근육이 적응하지 못하게 해야 한다. 운동 강도(중량), 반복 횟수, 운동 시간 및 근육에 자극을 주는 각도 등에 변화를 준다면 근육은 발달과 증대를 계속할 것이다.

그러므로 빠른 시일 안에 몸짱을 만들려면 근육 운동을 할 때 근육이 길들여지지 않도록 정신을 못 차리게 해야 한다.

고립 운동 원칙

골격근(횡문근) 근육은 주동근, 보조근, 길항근, 중화근으로 나누어 구분한다.

　근육이나 근지구력 향상 운동을 할 때 근육들이 힘을 합쳐서 운동되기도 하고, 다른 근육들과 차별화되어 개별적으로 움직이기도 한다. 따라서 근육의 크기, 운동 종목의 특성에 따른 근육 강화를 바란다면 발달, 증대시키고자 하는 근육만을 고립시켜서 운동하여야 한다. 여기서 고립시킨다는 것은 운동하고자 하는 근육에만 힘을 집중시킨다는 의미이다. 몸짱 만들기 작전을 성공하려면 주근만을 충분히 자극시켜 근력을 향상해야 한다.

　자신이 발달시키고자 하는 근육에 온 힘을 집중시켜 반복 운동을 하면 최대 효과를 얻을 수 있지만, 아무런 생각 없이 그냥 반복 운동만을 한다면 최대 효과를 볼 수 없을 것이다. 그러므로 발달시키고자 하는 주동근을 파악하고 나서 보조근, 길항근, 중화근이 같이 동시에 운동되지 않도록 주동근만을 고립시켜 온 힘을 집중시켜야 한다.

가벼운 중량과 무거운 중량의 차이

　근육 운동(중량 운동, 웨이트 트레이닝, 헬스 운동)은 근육의 굵기와 크기, 근육과 뼈를 연결시키는 힘줄과 인대의 세기를 강화시켜준다.

　근육 운동의 강도는 얼마나 무거운 중량으로 운동을 하느냐에 따라 다르다. 가벼운 중량과 무거운 중량으로 근육 운동을 할 때 효과가 반드시 다르게 나타난다.

무거운 중량을 선택하여 근육 운동을 하면 근력과 근육의 양과 크기를 늘릴 수 있다. 그러나 무거운 중량을 견디느라 힘줄, 인대, 관절을 부상당하기 쉬우며, 근육 운동을 그만 두었을 때 이전에 만들어진 근육이 짧은 기간 안에 없어지는 현상이 나타난다.

가벼운 중량을 선택하여 근육 운동을 하면 근지구력을 향상시킬 수 있으며, 힘줄, 인대, 관절에 충격이 적어 부상의 위험이 줄어든다. 근육 운동을 그만두었을 때 무거운 중량으로 만들어진 근육보다 조금 더 오래 근육이 보존된다.

그러므로 멋진 몸짱을 만들려면 자신의 능력에 맞는 운동 방법과 종류, 운동 프로그램을 제대로 인식하여 지속적이며, 규칙적으로 성실하게 근육 운동을 하는 것 외에는 다른 방법이 없다.

체육관이나 헬스클럽에서 운동을 한 지 6개월 정도 지나면 어느 날은 최대 중량으로 몸짱 만들기에 도전해보고, 또 어느 날은 정확한 자세를 유지하면서 가벼운 중량으로 근육 운동을 하는 등 불규칙적으로 일주일에 한 번 정도는 중량에 변화를 주어 근육이 정신을 못 차리게 할 필요가 있다.

그러나 근육 운동 초보자라면 성질 급하게 몸짱을 만들려고 하지 말고, 장기간 천천히 인내하며 노력하여 몸의 변화를 즐겨야 한다. 여기서 장기간이라 함은 최소 6개월부터 최대 1년 사이를 말하며, 지속적으로 1년 동안 근육 운동을 하였다면 '근육 운동 중독자' 라고 불릴 수 있다.

▶ 가벼운 중량과 무거운 중량과의 차이점

가벼운 중량	무거운 중량
가벼운 중량 (자신의 최대 근력의 1/3 부하)	무거운 중량 (자신의 최대 근력의 2/3 부하)
⬇	⬇
1세트 반복 운동 횟수는 15~20회	1세트 반복 운동 횟수는 1~10회
⬇	⬇
빠르게 반복 운동	천천히 느리게 반복 운동
⬇	⬇
근지구력 향상	근력 향상
⬇	⬇
근육이 오래 견딜 수 있는 힘 키우기	근육이 순간적으로 사용할 수 있는 힘 키우기

근육 운동 중독자로 불리기 전에는 부상과 상해, 고통이 심하게 따르므로 근육 운동을 시작하는 초보자들은 근육 운동에 대한 기본적인 원리와 지식을 습득하고 나서 몸짱 만들기에 도전하는 것이 바람직하다.

운동 시작 전에는 준비 운동, 운동이 끝난 후에는 정리 운동을 충분히 한다

웨이트 트레이닝 시작 전에는 신체 각 근육들이 자극이나 충격을 받아들일 수 있는 여건을 만드는 것이 중요하다. 신체적 자극이나 충격을 근육들이 받아들일 수 있는 준비가 끝나는 시점은 준비 운동이나 스트레칭으로 근육의 전체적인 온도가 18℃가 되었을 때, 즉 각 신체 부분에 땀이 나기 시작했을 때를 말한다. 이때부터는 신체 각 부분의 근육들이 어떠한 자극이나 충격에도 견딜 수 있는 준비 자세가 끝났다고 보아도 된다. 이와 같이 근육들의 준비 자세가 끝난 후에는 웨이트 트레이닝을 시작한다.

운동이 끝난 후에는 정리 운동을 충분히 한다. 정리 운동의 효과는 다음날 아침에 일어났을 때 나타나는 신체 각 부분의 관절이나 근육의 통증과 아픔을 완화시켜주는 것이다. 웨이트 트레이닝을 하면 반드시 체내에 젖산이라는 피로 물질이 쌓이면서 신체 부분별로 통증과 아픔이 따른다. 따라서 신체 내의 피로 물질을 제거하고 통증과 아픔을 완화시키기 위해서는 웨이트 트레이닝 후에 충분한 정리 운동을 해야 한다.

점진적으로 부하(중량)를 증가시킨다

1992년 미스터 올림피아 2위 입상, 1993년 미스터 올림피아 5위 입상자인 미국의 케빈 레브롱은 세계적으로 알려진 보디빌더이다. 그는 1993년 1월 21일 추운 겨울밤에 평소와 같이 체육관에서 운동을 하였는데, 처음에 30kg짜리 아령 한 쌍을 가지고 플랫 프라이 동작을 3번 반복하는 중에 '팡' 하는 소리와 함께 오른쪽 흉근과 어깨 접경 부위 근육이 찢어지는 부상을 당하였다.

근육 부상 이후 훌륭한 의사에게 수술을 받고 철저한 재활 훈련으로 1994년에는 아놀드 슈왈제네거 클래식 대회에서 우승을 하고, 1996년에는 미스터 올림피아 대회에서 3위로 입상하였다.

이와 같이 운동을 계속한 사람도 처음부터 몸의 근육 온도를 적당히 올리지 않고 중량 운동을 하면 근육이 충격을 받아 부상당할 수 있다.

따라서 웨이트 트레이닝 시에는 만만하다고 처음부터 중량을 올리지 말고, 근육이 완전히 적응할 때까지 점진적으로 가벼운 중량에서 시작하여 점차 무거운 중량으로 운동하여야 한다. 처음 시작부터 무리하게 중량을 올려 신체 근육을 자극하면 근육과 관절에 통증과 부상을 가져올 수 있다는 것을 염두에 두고, 자신의 능력에 맞는 중량으로 즐겁고, 재미있게 근력 향상 운동을 하여야 한다.

신체 부분별 운동 계획을 흥미롭게 세운다

무산소 운동의 일종인 웨이트 트레이닝은 운동 지속 시간이 30분에서 48시간이기 때문에 몸이 완전히 회복되기 위해서는 48시간의 휴식 시간이 필요하다.

이와 같은 이론에 의해 세계적인 보디빌더 선수들은 신체를 부분별로 나누어서 웨이트 트레이닝을 하지, 하루에 몸 전체를 운동하지 않는다. 예를 들면, 오늘은 상체 운동만 하고, 다음 날은 하체 운동만 하며, 그 다음 날은 복근 운동을 한다. 이러한 운동 방법은 3일에 한 번씩 신체 부분별로 근육을 강화하는 것으로, 상체 운동을 할 때는 하체와 복근이 휴식을 하고, 하체 운동을 할 때는 상체와 복근이 휴식을 하는 것이다.

전문적으로 신체 각 부분별 근육 강화 훈련을 하려면 위와 같은 방법이 좋겠으나, 건강 유지를 위해서 운동을 한다면 하루 동안에 몸 전체를 운동하는 것도 나쁘지는 않다.

상체, 하체, 복직근을 한 번에 운동할 수 있는 세트를 정하여 웨이트 트레이닝을 하되, 상체 부분을 먼저 하고, 하체와 복직근 운동은 나중에 한다. 상체 운동은 팔 부분을 포함하여 운동하는 것을 말하는데, 상체 부분만 집중적으로 운동하고, 하체 운동은 집중적으로 하체 부분만 움직여서 운동하여야 한다.

웨이트 트레이닝을 하다 보면 지루해서 흥미를 잃기가 쉬우므로, 스스로 재미있고 흥미롭게 세트별로 종목을 구성해야 오랜 시간 동안 즐기면서 운동할 수 있을 것이다.

신체 각 부분의 큰 근육부터 운동한다

웨이트 트레이닝을 할 때 바벨이나 역기를 잡고 운동을 하면 큰 근육이 발달하고, 아령(덤벨)을 잡고 운동하면 작은 근육이 발달한다.

웨이트 트레이닝을 처음 시작하는 사람들은 되도록 바벨이나 역기를 자신의 어깨보다 넓게 잡고 운동을 함으로써 신체 각 부분의 형태가 크게 만들어지도록 해야 한다. 그리고 그 다음에 아령 운동을 하여 신체 각 부분의 작고 섬세한 근육들을 발달시키는 것이 바람직하다.

큰 근육보다 작은 근육을 발달시키는 웨이트 트레이닝이 보다 쉽게 몸을 피곤하게 만든다. 그러므로 초보자는 이 점을 늘 주의하고 큰 근육을 만드는 데 집중해야 한다. 작은 근육을 만드는 웨이트 트레닝을 할 때 인체가 쉽게 피로를 느끼는 이유는 작은 근육이 발달할 때 ATP라는 연료의 소모가 극대화되기 때문이다. ATP는 근육의 가장 작은 단위인 필라멘트를 움직이는 데 사용되는 물질이다.

운동 종목 간 충분한 휴식을 한다

웨이트 트레이닝은 무산소 운동의 일종인데, 무산소 운동은 운동 시작 후 60초 이내에 끝나는 운동을 의미한다. 만약 60초 이상 계속 운동이 지속된다면 유산소 운동으로 바뀐다.

무산소 운동은 1회 동작을 60초 이내에 하기 때문에 근육 수축에 의한 체내 에너지 소모가 크다. 계속해서 끊임없이 중량 운동을 할 수가 없기 때문에 운동 종목 간 휴식을 하여 근육 수축 에너지를 재충전하면서 운동해야 한다.

100m 달리기는 대표적인 무산소 운동이다. 100m 달리기 선수들은 예선, 준준결승, 준결승, 결승을 두고 시합을 할 때마다 최선을 다해서 신체 내의 에너지를 쏟아 붓고, 휴식을 통해 다시 다음 경기를 한다. 하루 동안에 몇 번씩 최선을 다해 경기에 임해도 견딜 수 있는 것은 휴식이 근육 에너지의 재충전을 도와주기 때문이다.

그러나 마라톤과 같은 유산소 운동은 한 번 뛰고 나면 다시 경기에 뛸 수 없고, 며칠이나 몇 개월에 걸쳐 충분한 휴식을 해야 다시 시합에 나갈 수 있다.

이렇듯 유산소 운동은 하루에 한 번밖에 할 수 없지만, 무산소 운동은 하루에도 몇 번씩 할 수 있다.

세계적으로 유명한 100m 달리기 선수들의 몸은 모두 다 근육질의 보디빌더 선수 같다. 그 이유는 10초 이내에 승부가 결정되는 세계에서 근육 덩어리가 폭발적인 힘, 즉 순발력을 결정짓는 열쇠가 되기 때문이다.

이와 같이 웨이트 트레이닝은 한 종목이 끝나면 충분한 휴식을 하여 운동하고자 하는 근육에 에너지 공급을 원활하게 한 후 다음 운동을 해야 근육 강화 효과를 최대로 얻을 수 있다. 따라서 웨이트 트레이닝 종목 간에는 충분한 휴식이 필요하다.

천천히 느리게 반복 동작을 한다

아침에 눈을 뜨면서부터 인체는 움직임을 시작하는데, 신체의 움직임은 근육이 수축하면서 일어나고, 근육 수축은 미세섬유인 액틴 필라멘트가 마이오신 필라멘트로 미끄러지듯 움직이기 때문에 발생한다. 근육 수축에 사용되는 원료는 ATP(adenosine triphosphate)이며, 36분자의 ATP가 세포의 사립체에서 만들어진다. 인체가 하루 종일 활동하고, 움직이고, 작업하고, 운동하는 것은 근육 수축으로 일어나는 현상이다.

웨이트 트레이닝이 근력을 향상시키는 이유는 근육을 수축시킬 때 완전한 수축과 완전한 이완으로 근육 발달을 최대화할 수 있기 때문이다. 우리 근육은 여러 가지 모양으로 관절과 함께 신체 각 부분에 있으며, 생긴 모양이 제각기 다르기 때문에 웨이트 트레이닝을 할 때는 근육 모양에 맞는 자세와 동작을 하여야 한다.

그러나 기본적인 근육을 발달시키려면 근육 수축을 천천히 느리게 반복적인 동작으로 하여야 한다. 바벨이나 덤벨, 여러 가지 기구들을 이용하여 동작을 8회 정도 반복하는 것이 바람직하다.

독일의 헤팅거와 뮬러가 주장한 이론에 따르면, 자신의 최대 근력의 2/3 이상 부하로 1~8회 정도 반복 운동을 하면 근력이 향상되고, 자신의 최대 근력의 1/3 정도 부하에서 15~20회 정도 빠르게 동작하면 근지구력이 향상된다.

그러므로 웨이트 트레이닝은 1회에 100% 부하, 8회에 2/3 이상 부하를 가지고 하는데, 2/3 이상 100% 사이 부하로 운동을 할 때

는 횟수를 적절히 조절하여 자신의 능력에 맞는 운동을 선택하여
야 할 것이다.

결론적으로 근육 수축 운동으로 완전한 근육 발달을 이루기 위
해 자기 능력에 맞는 부하를 선택하여 횟수를 15~20회 정도 빠르
게 동작한다면 근지구력이 향상되고, 최대한 동작을 느리게 하여
1~8회 정도 횟수를 반복한다면 근력을 향상할 수 있다.

하루에 한 번씩 규칙적으로 운동한다

운동을 크게 나누면 유산소 운동과 무산소 운동이 있다. 유산소
운동은 산소를 충분히 공급받기 때문에 운동 후 다음 날에도 통증
이나 아픔이 없어 매일 할 수 있다. 반면, 무산소 운동은 산소를 공
급하지 않은 채 보통 60초 이내에 끝나는 운동이기 때문에 다음 날
피로감과 신체 통증 또는 아픔을 느낀다. 따라서 유산소 운동 후
근력이 소모되는 것을 줄이고, 무산소 운동 후 피로감과 신체 통증
또는 아픔을 느끼는 단점을 보완할 수 있도록 유산소 운동과 무산
소 운동을 같이 하는 것이 좋다. 즉, 먼저 무산소 운동을 하여 근력
을 발달시킨 다음 유산소 운동을 하여 피로감이나 통증이나 아픔
을 없애는 것이 올바른 운동 방법이다.

무산소 운동보다 유산소 운동을 먼저 하면 탄수화물이 에너지로
사용되어 무산소 운동을 할 때 단백질이 열량 공급원으로 되어 버
린다. 그러면 단백질이 근육을 만드는 데 사용되지 못하고, 근육을

태우는 경우가 생겨 근육이 발달, 증대되지 않고 오히려 축소, 퇴화되어 버린다.

운동 강도를 낮추면 운동하는 동안 더 많은 에너지원이 사용되고, 운동 강도를 높이면 탄수화물 이용률이 높아진다. 하지만 회복하는 동안 열량 이용 패턴은 다르다.

집중 운동을 하면 운동 후 지방이 에너지원으로 많이 이용된다. 집중 운동의 경우 몸이 정상으로 돌아오는 동안 지방 연소라는 추가 혜택을 제공한다.

즉 대사 작용에서는 몸 안에서 남아도는 열량의 연소 경로를 신체 내의 의미 있는 에너지 대사라고 부른다. 여기서 대사 반응은 지방이나 에너지로 쓰일 수 있는 다른 유용한 형태로 전환하기보다는 오히려 에너지를 열로 방출한다.

아드레날린처럼 치고 빠지는 호르몬은 세포 속의 무익한 순환 작용이 많아지게 한다. 아드레날린은 집중 운동을 할 때 증가하기 때문에 강력한 운동을 끝냈을 때 신체 내의 의미 있는 에너지 대사를 자극하고 더 많은 열량을 연소시킬 것이다.

운동 후는 지방이 연소되는 중요한 시기이다. 이 시기를 활용하기 위해서는 다음 원리를 따르도록 한다.

① 충분히 오랫동안 열심히 운동해서 근육 온도를 높이고 스트레스 호르몬의 분비를 자극하여 열량을 추가로 연소시킨다.

연소에는 운동 시간도 중요하지만 강도 역시 중요하다.

운동 강도를 높이면 운동 후 지방 연소가 늘어나 건강에 좋다.

② 근육 크기를 늘린다.

근육은 신체 대사에 가장 활동적인 조직 가운데 하나이다. 근육이 많은 사람은 지방을 연소하는 신체 내의 용광로가 크다. 근육의 온도 상승은 운동 중이나 운동 후에 더 많은 열량의 연소를 돕는 중요한 요인 중 하나이다. 그러므로 근육이 많으면 그만큼 체내 에너지 대사 속도도 빨라진다.

③ 하루에 두 번 운동은 가끔 하도록 하라.

아침에 운동하고, 저녁을 일찍 먹어라. 그런 다음 다시 오후 8시나 9시에 운동을 하면 그날 밤 열량 연소율이 높아질 것이다. 그러나 하루에 두 번 운동하는 것은 가끔이어야 한다.

먹고 싶은 대로 먹는다면 운동으로 열량 소비를 늘렸다고 해서 금세 날씬해지지 않는다. 그러나 그나마 운동을 했으므로, 원하는 몸매 달성 목표를 이루는 데 도움을 주는 것만은 틀림없다.

계속해서 규칙적으로 매일 웨이트 트레이닝을 하는 사람들은 1주일에 48시간 정도 휴식 시간이 필요하다. 건강을 위해서 무산소 운동과 유산소 운동을 함께 하는 사람들은 일주일에 2일 정도는 휴식 시간이 필요하다는 말이다.

너무 지나치게 운동을 하면 체내 에너지 대사가 제대로 되지 않아 오히려 신체 근육과 모든 기관들이 퇴화될 수 있다. 그러므로 3

일 운동에 1일 휴식, 즉 일주일에 2일 정도 휴식이 필요하다고 볼 수 있다.

완전한 1일 휴식은 에너지 재충전과 체내 에너지 대사를 원활하게 하여 휴식 다음 날 계속되는 운동을 더욱더 활기차게 해 줄 것이다.

매일 하는 운동은 시간, 강도, 횟수에 따라 다르겠지만, 자신의 능력과 신체적인 조건 등을 먼저 파악하고 기본적인 트레이닝 지식을 습득하며, 체육 전문가들의 도움을 받아서 평생 규칙적인 운동을 지속하여 스스로 건강을 유지하자.

운동할 때 호흡은 평소와 같이 한다

예전에 필자는 운동 선배나 웨이트 트레이닝 지도자에게 중량 운동이나 웨이트 트레이닝을 할 때 호흡을 잘못하면 늑막염에 걸리기 때문에 운동을 하기 전에 숨을 들이마시고 계속 숨을 들이마신 그 상태로 운동을 하다가 운동이 끝난 직후에 숨을 내뿜으라는 소리를 들으며 운동한 기억이 있다. 그러나 이러한 가르침은 오랜 시간 전에 내려온 잘못된 웨이트 트레이닝 방법 중 하나이다.

평소 정상 성인들은 1분당 15~18회 정도 호흡을 하지만, 어린 아기 때는 50~60회 정도 뇌호흡과 단전호흡을 한다. 그러나 아이가 성장하면 점차 호흡이 단전에서 가슴으로 옮겨 가면서 가슴호흡을 하게 되고, 죽을 때가 되면 목에 호흡이 걸리면서 운명하게 된다. 호흡은 어릴 때 기억을 어른이 되어서는 잊어버리게 하는 것은 물론이고, 대뇌의 명령으로 행해지는 작용이 아니라 스스로 알아서 행해지는 불수의적 운동이다.

따라서 중량 운동이나 웨이트 트레이닝을 한다고 해서 별다르게 호흡 운동을 할 필요는 없다. 중량 운동이나 웨이트 트레이닝을 할 때도 평소 호흡하는 대로 하면 된다.

신체 각 부분의 관절 각도에 유의한다

신체가 최대 정적 근력을 발휘하는 관절 각도는 90°이다. 그러므로 이 각도를 유지하는 것이 운동에는 매우 중요하다. 최대 동적 근력이 필요한 일반적인 구기 종목에서 최대 순발력을 발휘하려면 무릎 각도를 100~110°로 유지해야 한다. 예를 들면, 농구에서 점프 동작, 축구에서 헤딩 동작, 배구에서 블로킹 동작 등은 100~110°의 무릎 각도를 유지하여야 최대 점프력이 나온다.

이상의 경우를 보면, 정적 동작에서는 관절 각도가 90°일 때, 동적인 동작에서는 관절 각도가 100~110°일 때 최대 근력이 발휘된다. 따라서 근력 향상을 목적으로 하는 웨이트 트레이닝에서 최대 효과를 얻으려면 신체 각 부분의 관절 각도를 90°로 유지해야 한다.

웨이트 트레이닝 시에 정확한 자세와 동작을 숙지한다

일반적으로 허리 디스크라는 요통은 잘못된 자세로 무거운 것을 들기 때문에 발생한다.

허리 디스크는 요추 4번과 5번에서 가장 많이 발생하는데, 손이나 발로 무심결에 든 무거운 중량에 의해 허리가 충격을 받아서 발생한다.

척주는 경추, 흉추, 요추, 선추, 미추로 이루어져 있으며, 경추, 흉추, 요추는 실제로 움직임이 이루어진다고 해서 진성 척추골이라고 하고, 선추, 미추는 실제로 움직임이 이루어지지 않는다고 해서 가성 척추골이라고 부른다.

신체 운동에 의해 척추에 큰 충격이 전달되는 경계선이 요추 5번인데, 손이나 발로 물건을 들면 요추 5번에서 16배나 되는 힘의 충격을 받게 된다.

예를 들어, 손으로 10kg의 아령을 들었다면 척추 요추 5번에는 최대 160kg의 충격력이 전달된다. 따라서 역도 선수들은 무거운 바벨을 들 때 척추에 충격을 최대로 줄이는 자세를 한다. 우리도 무거운 것을 들 때는 역도 선수들처럼 자세를 취해야 신체 부상을 예방할 수 있다.

웨이트 트레이닝 시에 정확한 동작을 하려면 기본적으로 양쪽 발을 어깨너비 정도로 넓혀 자세를 안정시키고, 양손은 항상 어깨너비 정도로 벌려 기구를 잡고 운동해야 한다.

정확한 자세와 안정된 동작은 중량 운동 시에 발생하는 관절, 근육 및 각종 내장 기관의 충격을 완화하여 신체 각 부분의 통증이나 부상을 예방해준다.

웨이트 트레이닝 시에는 절대로 반동을 하지 말아야 한다

웨이트 트레이닝 시 자신의 능력보다도 지나친 무게로 운동을 하면 신체는 비정상적인 동작을 하게 된다. 근력을 발달시키기 위한 웨이트 트레이닝 시 신체 반동은 자신의 능력보다 지나치게 높은 중량으로 운동을 할 때 나타나는 자연 발생적인 신체 변화이다. 그러므로 웨이트 트레이닝에 반동이 나타나면 중량을 낮추어서 운동하여야 한다.

운동할 때 반동이 일어나면 자신이 발달시키고자 하는 근육 부위에 전달되는 힘의 50%가 반동으로 인해 신체 다른 부위로 전달된다. 이러한 신체 반동은 허리를 움직이게 만들어 허리에 충격을 주므로 심각한 허리 부상을 입힐 수 있다.

반드시 사람들이 있을 때 운동하고, 1대 1로 파트너를 만들어 운동한다

필자는 고등학교 시절부터 현재까지 약 30년 동안 웨이트 트레이닝을 꾸준히 해 왔다. 대학 시절에는 보디빌딩 대회에 참가해서 근육상을 받은 적도 있고, 10년 전만 하더라도 매일 웨이트 트레이닝만을 했다.

그러나 10년 전부터 유산소 운동의 중요함을 깨닫고 매일 웨이트 트레이닝과 함께 유산소 운동을 30분 정도 하고 있다.

웨이트 트레이닝은 혼자서 할 수 있는 운동으로 많은 인내심을 필요로 하는, 재미없는 종목 중 하나이다. 그러나 사실 웨이트 트레이닝은 반드시 파트너가 필요한 운동이다. 왜냐하면 신체 부상에 많이 노출되어 있고, 운동 종목 간에 휴식이 필요하기 때문에 다른 사람과 함께 하는 것이 효율적이기 때문이다.

먼저 운동하는 사람을 파트너가 주의 깊게 살펴서 부상을 예방하고 교대로 운동함으로써 지루함을 없애고 재미있게 파트너를 의지하면서 웨이트 트레이닝을 꾸준히 지속할 수 있다.

모든 운동이 그러하듯이 혼자서 되는 운동은 없다. 서로 돕고 의지하면서 파트너십을 이용하여 재미있게 즐기면서 웨이트 트레이닝을 꾸준하게 하도록 하자.

웨이트 트레이닝 시 목적 근육 부위에만 온 힘을 집중한다

웨이트 트레이닝은 신체 각 부분 근육을 부분적으로 발달시키는 운동이다. 근육 수축과 이완 동작을 정확한 자세로 하면서 목표 부위에 전신의 힘을 모두 집중해야 근육 발달을 극대화할 수 있다.

근육 부위에 온 힘을 집중할 때와 하지 않을 경우 오랜 시간이 지나면 지날수록 근육 발달에 큰 차이가 난다. 이 차이점은 주로 근육 수축으로 일어나는 주동근의 발달 정도를 의미한다.

주동근은 웨이트 트레이닝 시 가장 주되게 움직이는 근육이다. 그러므로 웨이트 트레이닝은 신체 부분별 근육들 중에서 주동근이 최대한 발달하는 것이 중요한데, 발달시키고자 하는 주동근 부위에 온 힘을 집중해야 근육 발달을 극대화할 수 있다.

예를 들면, 벤치 프레스(bench press)는 대흉근, 푸시 프레스(push press)는 삼각근, 스탠딩 레그 컬(standing leg curl)은 슬와근, 레그 익스텐션(leg extension)은 대퇴직근, 시티드 로우(seated row)는 광배근, 시티드 카프 레이즈(seated calf raise)는 가자미근, 풀다운(pull down)은 광배근, 트라이셉트 킥백(triceps kickback)은 후면 삼각근이 주동근이다. 그리고 리스트 컬(wrist curl)은 척측수근굴근, 덤벨 스크류 컬(dumbbell screw curl)은 상완이두근, 라잉 레그 컬(lying leg curl)은 슬와근, 레그 프레스(leg press)는 대퇴사두근, 싯업(sit up)은 복직근, 덤벨 오버헤드 프레스(dumbbell overhead press)는 삼두근, 사이드 런지(side lunge)는 대둔근이 주동근이다. 이와 같이 웨이트 트레이닝 운동 종목에 따라 각각의 주동근이 다르다.

균형 잡힌 영양분을 충분히 섭취한다

① 유산소 운동은 에너지원이 지방이 되어야 하고, 무산소 운동은 에너지원이 탄수화물이 되어야 한다.

열량 영양소를 적절히 섭취하여 에너지 요구량을 공급함으로써 단백질이 열량 공급원으로 사용되지 않고 글리코겐으로 남을 수 있도록 한다. 열량의 약 65~75% 정도를 탄수화물에서 얻는다면 적어도 15% 정도는 단백질 식품에서 얻어야 한다. 그러나 열량 영양소가 충분히 섭취되지 않으면 에너지원으로 사용되는 단백질 요구량이 증가한다.

섭취하는 탄수화물의 형태도 중요하다. 탄수화물은 단순 탄수화물과 복합 탄수화물의 두 가지가 있다.

단순 탄수화물은 종종 설탕 혹은 천연 섬유가 없는 탄수화물이라고 말한다. 예를 들면, 사탕과 과일 주스가 있다. 단순 탄수화물은 섬유소가 결여되어 있기 때문에 쉽게 몸으로 흡수되고 췌장에서 다량의 인슐린 분비를 유도하여 혈당치를 줄인다. 하지만 인슐린은 아미노산 유입과 근세포의 단백질 합성 반응을 촉진시킨다는 점에서 동화 작용제로 역할하는 한편, 체지방 축적을 촉진하는 리포프로틴 리파제라고 하는 효소를 자극한다.

파스타, 채소, 곡류와 같은 복합 탄수화물 식품은 단백질을 절약하고 단순 탄수화물과 같은 에너지를 제공한다. 복합 탄수화물은 흡수가 느리기 때문에 인슐린의 분비를 크게 증가시키지 않으므로, 체지방 증가를 자극할 가능성이 적다.

미국인 봅델몬테큐 씨는 75세인데, 그에게는 노인이라는 말이 조금도 어울리지 않는다. 젊은이들에게 뒤지지 않는 근육으로 중장년의 건재함을 과시하고 있기 때문이다. 다들 몸이 떨리기 시작하고 주체하기 어려워지는 나이인데도 봅델몬테큐 씨는 아침에는 밖에서 한 시간 가량 조깅을 하고, 낮에는 웨이트 트레이닝을 하고, 저녁에는 또 한 시간 동안 운동용 고정 자전거의 페달을 부지런히 밟는다.

봅델몬테큐 씨는 "웨이트 트레이닝을 성공한 비결은 고단백 식사를 해 온 것이라 할 수 있습니다."라고 말했다. 또한 말하기를, "한동안 저는 고탄수화물 위주로 식사를 했었으나, 근육을 발달시키는 데 성공을 거두지 못했습니다. 단단하고 근육이 풍부한 몸을 만들려면 단백질이 많이 든 음식을 섭취해야 합니다. 단백질이 충분치 못하면 근육은 물컹한 죽과 같이 되어 버립니다."라고 했다.

② 소가 먹는 식사 방법과 같이 초식을 하자.

인체 내 에너지 대사의 흐름을 유지하고, 기분이 자꾸 바뀌어 억제할 수 없는 욕망이 생기는 것을 피하고 싶으면 초식을 하는 것이 바람직하다. 지금까지 하루에 세 끼를 먹던 습관을 고쳐 각종 영양소가 골고루 들어간 소량의 식사를 여러 번 해야 한다. 그러면 각종 영양소를 체내 신진 대사에 의해 결합시킴으로써 신체 에너지와 감정의 급격한 변화를 줄일 수 있다.

이러한 방법은 중독성 행동을 일으킬 가능성이 있는 혈중 화학 물질의 변동을 억제하여 신체 에너지를 조절하기 좋은 식생활 습관을 만들어 줄 뿐 아니라 체중 조절에도 탁월한 효과가 있다.

무겁게 들고, 잘 먹고, 쉬어라! 그러면 근육들이 커진다

① 무엇을 먹을 것인가?

단백질 음식으로는 쇠고기 살코기, 껍질 벗긴 닭고기와 칠면조, 달걀흰자, 유장(乳漿) 및 달걀로 만든 단백질 파우더와 같은 것을 먹는다.

탄수화물 식품은 선택 범위가 넓다. 에너지를 지속적으로 유지하기 위해 야채, 밥, 곡물 및 파스타와 같은 복합 탄수화물을 섭취한다. 딸기, 멜론, 바나나, 사과 , 포도 같은 단순 탄수화물은 에너지를 빨리 내게 한다.

매일 4~6끼씩 균형식을 하기 어렵다면 한두 끼는 보통 식사 대신 단백질 쉐이크를 한 잔 마시는 게 좋다. 강력한 트레이닝을 하던 초보 시절, 필자의 몸은 항상 허기진 상태였지만, 밤에 배에서 꼬르륵 소리가 나지 않게 해 주었던 것은 취침 전의 고단백질 식사였다. 오후 6시 또는 7시에 마지막 식사를 하고 나서 꼬박 12시간을 지낸 다음에 아침을 먹는 것은 필자를 항상 허기지고 정신이 혼미하게 만들었다. 필자는 그럴 때 밤참으로 단백질을 조금 먹음으로써 문제를 해결했다.

그러나 몸짱이 되려면 잠자리를 앞두고 너무 많이 먹는 실수는 저지르지 말아야 할 것이다.

② 우유는 노화를 막고 아름다운 피부를 유지시켜 준다.

우유를 마시는 습관이 장수와 밀접한 관련이 있다는 조사 결과가 있다. 장수 마을로 알려진 지역 사람들을 오랫동안 관찰한 결과 고령자일수록 매일 우유를 마시는 사람이 많고, 특히 매일 두 잔 이상을 마시는 여성들에게서 장수 경향이 더욱 뚜렷하게 나타났다고 한다. 또 우유를 즐기는 고령자들은 영양 면에서도 보통 사람에게 부족하기 쉬운 비타민 A와 B, 칼슘이 필요량에 달하고 있다는 사실도 밝혀졌다.

일반적으로 우유를 매일 마시는 사람들은 건강에 관심이 많고 평소 식사에도 신경을 쓰는 편이다. 거기다 영양이 풍부한 우유를 마심으로써 우수한 식생활을 하는 경우가 많다.

우유 한 팩(200ml 기준)으로 하루에 필요한 평균 영양소의 상당 부분을 충당할 수 있다. 우유 한 팩은 칼슘 약 1/3, 비타민 A 약 1/10, 양질의 단백질 약 1/10을 보충할 수 있을 정도로 높은 영양 가치를 지니고 있다.

간혹 우유를 너무 많이 마시면 콜레스테롤 수치가 올라간다고 걱정하는 사람도 있는데 그렇지 않다. 우유를 많이 마시더라도 혈중 콜레스테롤은 처음에만 약간 올라가는 정도이고, 계속 마시면 원래대로 돌아간다. 오히려 혈압이 내려가거나 뇌졸중이 예방된다는 연구보고도 있다.

③ 계란은 단백질 공급원이다.

현재 우리나라 가정에서 계란은 냉장고 안에 반드시 있어야 할 식품 중 하나가 되었다. 그러나 과거에는 환자의 병문안 선물로 가져갈 정도로 귀한 것이었다.

요즘은 계란이 가격이 싼 식품으로 취급되지만, 영양 면을 고려할 때 높은 가치가 있으며, 성분에 대하여 한 번 알아보는 것도 건강한 식생활을 하는 데 큰 도움이 될 것이다.

'한 마디로 말하면, 계란 한 개에 비타민 C를 제외한 거의 모든 영양소가 골고루 함유되어 있어 수많은 식품 중에서 이만큼 완전한 식품은 자연계에 없다고 생각된다.' 라는 것이 학자들의 의견이다.

계란은 단백질과 지질 외에 비타민 A · B$_2$ · E, 인, 철을 함유하고 있으며, 양은 얼마 되지 않으나 칼슘과 당질도 포함하고 있다. 계란의 가장 큰 특징은 무엇보다 양질의 단백질을 함유하고 있다는 것인데 이것이 계란이 가장 우수한 단백원으로 꼽히는 이유이다.

단백질의 우열은 그것을 구성하고 있는 아미노산의 양과 종류로 결정된다. 그 중에서도 이소류신, 류신, 리신, 페닐알라닌, 트레오닌, 트립토판, 발린, 메티오닌 즉, 여덟 종류의 아미노산은 인체 내에서 거의 합성이 되지 않으나, 인체에는 꼭 있어야 하는 것들이므로 반드시 식사로 섭취해야만 한다. 이것이 바로 필수 아미노산이다.

필수 아미노산은 8장의 판자로 된 나무통이라 생각하면 이해하기 쉽다. 계란 단백질은 8장(종류) 모두가 갖추어져 있고, 더구나 그 하나하나의 판자 높이(함유량)에도 심한 차이가 없다. 계란은 8종류의 필수 아미노산이 균형 있게 들어있으므로 100점 만점의 단백질 식품이 된다. 특히, 단백원으로서 가치가 있는 것은 계란 흰자이다.

난백(흰자)과 같이 우수한 단백원은 쇠고기 등의 육류, 다랑어 등의 어류, 우유 등과 같은 동물성 식품이 있으며, 식물성 식품 중에서는 대두가 가장 우수하다.

④ 휴식의 원리

세트 사이 휴식에 대해 스포츠 과학자들은 어떻게 말하고 있는지 간단히 살펴보자.

근육에 의해 직접적으로 사용된 에너지 체계는 아데노신 3인산(ATP)과 크레아틴인산(CP : creatine phosphate)이 결합하여 직접 에너지를 제공할 수 있다. 왜냐하면 CP와 ATP를 합성하는 데 사용되면, 딱 30초 동안 최대한으로 힘을 낼 수 있는 작용이기 때문이다.

다른 에너지 자원으로 젖산 체계와 에어로빅 체계가 있는데, 이것들은 너무 빨리 활동할 수는 없고 좀 더 느린 다른 대사과정의 진행, 즉 필요한 ATP를 합성하고 나서야 도움을 줄 수 있다.

따라서 폭발적 힘을 내야 하고 최대 강도로 훈련할 필요가 있는 역도 선수들은 세트 사이에 충분한 휴식을 취해야 ATP와 CP가 저장되어 계속 공급될 수 있다. 세트 사이에 휴식을 충분히 하지 않으면 신체는 젖산 체계나 에어로빅 체계 가운데 하나를 연소에 사용하게 될 것이다. 그러면 다음 훈련 프로그램의 강도를 떨어뜨려 원하던 훈련 효과가 감소된다.

근력과 체력을 최대한 증가시키기 위해 훈련하는 사람은 웨이트 트레이닝에 관한 두 가지 규칙을 잊지 말아야 한다.

● 완전히 끝나는 데 30초 이상 걸리는 세트는 하지 않는다.

● 세트 사이에는 적어도 2분간 휴식한다.

웨이트 트레이닝으로 근육을 수축하여 후천적으로 예정된 최대 크기로 늘리고자 하는 사람은 젖산 체계와 에어로빅 체계가 활동하도록 세트 사이에 휴식기를 줄여야 한다. 최상의 결과를 내려면 훈련이 끝날 때까지 이탈하지 않고 꾸준히 빠른 속도를 유지하며 매일 그렇게 운동해야 한다. 또한 글리코겐과 글루코스 및 지방이 에어로빅 체계를 통해 연소되도록 해야 한다.

그런 식의 트레이닝 방법은 완전히 힘을 회복하기도 전에 억지로 세트를 해내도록 한다는 점에서 자연스럽지 못하나, 시스템이 요구하는 힘을 발휘하기 위해서는 몸을 강철처럼 튼튼하게 길러야 한다.

바벨 바를 제대로 잡는다

역기나 바벨 바를 잡는 위치에 따라 운동되는 주동근이 달라진다.

푸시 프레스(push press) 운동 시에 바벨 바를 자신의 어깨너비보다 좁게 잡으면 팔 운동이 될 수 있고, 어깨너비로 잡으면 삼각근, 광배근 운동이 될 수 있다.

웨이트 트레이닝 시에 바벨 바를 잡는 위치는 매우 중요하므로, 발달시키려는 근육 부위에 맞게 바벨 바를 제대로 잡도록 한다. 바벨 바를 잘못 잡으면 자신이 의도하는 근육이 아닌 다른 근육이 엉뚱하게 발달한다.

하체 운동 시 양발의 자세를 제대로 한다

하체 운동은 신체의 하체 부분을 고르게 발달시키는 운동이다.

양발의 위치를 어깨너비보다 좁게 하거나 너무 넓게 하면 주동근이 다르게 발달한다. 만약 어깨너비보다 좁게 양발을 벌리면 양쪽 다리 근육 중에서 안쪽에 위치한 내측광근이 발달하고, 어깨너비보다 넓게 양발을 놓고 운동하면 다리 근육 중에서 바깥쪽에 위치한 외측광근이 발달한다.

그러므로 자신이 발달시키고자 하는 근육에 따라서 양발의 위치를 제대로 두어야 한다.

신체의 축을 적절히 이용한다

웨이트 트레이닝으로 근육을 발달시키려면 근육이 붙어있는 관절에 대한 지식이 있어야 하며, 신체 각 부분에 따라 중량 운동의 축이 되는 관절을 정확히 숙지하고 운동하여야 한다. 만약 신체 각 부분의 축을 이해하지 못하고 운동한다면 자신이 원하는 근육이 아니라 전혀 다른 근육이 발달할 것이다.

관절과 근육이 동시에 굴곡과 신전을 계속 반복하도록 근육 수축 운동을 할 때 근력 향상의 극대화를 이루기 위해 신체의 축을 올바르게 이용하여 동작을 하고 있는지 확인해야 한다. 신체의 축은 최대의 힘을 발휘할 수 있는 파워 존(power zone) 크기를 결정 짓는다.

파워 존은 인체 운동에서 최대한의 힘을 발휘할 수 있는 크기라고 말할 수 있다. 따라서 파워 존을 제대로 이해하고 사용할 수 있을 때 운동 효과를 극대화할 수 있다.

예를 들어, 이두박근과 삼두근 운동이면 팔꿈치 관절, 삼각근 운동이면 어깨 관절, 하체 운동일 때는 엉덩이 관절을 축이 되게 하여 운동해야 한다.

자신의 최대 근력을 안다

앞에서도 말했듯이 독일의 헤팅거와 뮬러는 최대 근력의 1/3 이상 부하에서 근비대가 나타나기 시작하고, 최대 근력의 2/3 이상 부하에서 근비대 효과가 가장 크게 나타난다고 하였다.

이 이론에 따르면, 자신의 최대 근력의 2/3 이상 부하를 가지고 운동해야 근력이 향상되는데, 2/3의 부하에서는 8회 정도의 횟수로, 100%의 부하에서는 1회로 최대한 근력을 향상할 수 있다. 거듭 말하지만, 반드시 자신의 최대 근력의 2/3 이상 부하를 가지고 중량 운동을 하여야 근력이 향상된다. 그러므로 웨이트 트레이닝을 시작하기 전에 자신의 최대 근력을 알아야 한다.

　이상 24가지 항목을 이해하고 습득하여 자신의 능력에 맞는 맞춤 트레이닝 방법을 규칙적이고 꾸준하게 평생 실행한다면 뼈가 튼튼해지고, 심장과 폐 기능이 좋아지며, 피부를 탄력 있게 하여 노화를 지연하고, 호르몬 분비를 적절히 조절하여 수명이 다하는 날까지 건강한 삶을 유지할 수 있을 것이다.

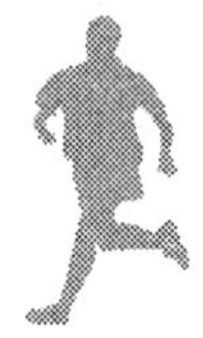

땀과 대·소변 이야기

대·소변의 색깔, 양, 크기, 배설 시간을 살펴보면 건강 상태를 파악할 수 있다. 평소 우리는 정신을 못 차리고 사는 사람을 보면 "똥, 오줌을 못 가린다."라고 이야기한다.

갓 태어난 아기는 대·소변을 못 가린다. 병원에 가서 내시경 검사 등으로 마취를 한 사람도 마취가 깨어 날 때까지 대·소변을 못 가린다. 본드를 흡입하거나 마약류의 주사를 맞는다든지, 특정한 약을 먹거나 대마초를 피워도 마찬가지이고, 치매를 앓거나 많이 아픈 사람도 그러하다.

노인들이 여러 가지 증상의 심한 병에 걸려 많이 아프거나 혼수 상태에 빠질 때, 사고로 뇌 손상이 일어나면 다시 아기와 같이 대 · 소변을 못 가리게 된다.

"벽에 똥칠 할 때까지 살아라."는 말은 세상에서 가장 심한 욕이라고 할 수 있다. 왜냐하면 수명대로 건강하게 살지 못하고, 최악의 고생을 하다가 죽어야 한다는 이야기이기 때문이다. 따라서 우리들은 건강 수명을 늘리는 데 시간과 돈을 투자하여야 할 것이다.

사람들은 "세상에서 건강이 최고다."라는 말을 거침없이 내뱉지만, 현실에서는 그렇지 않은 것 같다.

유난히 요즈음 들어 암, 고혈압, 당뇨병, 심장병, 비만 등의 병으로 병원을 찾는 사람 수가 늘어나고 있다. 새벽이나 해 떨어진 저녁에 산책로, 운동장이나 개울가 주변에 걷기 운동을 하러나가 보면 몸이 매우 불편해 보이는 자세로 걸어 다니는 사람들을 적지 않게 볼 수 있다. 한 쪽 팔과 다리를 제대로 움직이지 못하는 중년 남자나 여자가 혼자서 열심히 걷고 있는 모습이 의외로 많이 보인다. 그런 사람들을 보면 미안한 마음과 함께 '조금만 더 젊었을 때 운동을 하지.' 하는 생각이 든다.

20년 넘게 대학에서 강의해온 필자에게는 건강에 대한 철학이 있다. 나름대로 이름을 붙였는데 '배꼽철학'이다.

배꼽은 태아가 어머니 몸속에서 영양분을 공급 받던 곳으로 신체 중에서 매우 중요한 위치에 있다. 배꼽을 중심으로 하여 신체를 위와 아래로 반으로 나누어 윗부분을 상수도, 아랫부분을 하수도라고 필자는 이야기하고 싶다.

인체가 건강할 때는 이 상수도와 하수도가 제대로 돌아가므로, 즉 체내 물질을 인체가 받아들이고 내보내고를 반복하는 동안 건강한 생활을 유지할 수 있다.

동남아시아 후진국을 여행하다 보면 계절별로 건기와 우기가 나뉘어지는데, 하수도 공사가 제대로 되어 있지 않아 우기 때 비가 많이 내리면 도시 전체가 물로 뒤덮여 걸어 다닐 수 없을 정도가 된다. 이 비유와 같이 자신의 신체 내 피해를 없애려면 몸 구석구석을 정비, 관리, 감독하는 지혜가 필요하다.

비만인 수많은 사람들은 "물만 마셔도 살이 찐다."라고 이야기한다. 이 이야기는 물이 상수도로 들어가는데 하수도가 역할을 제대로 못 했을 때처럼, 신체 내 순환이 자연스럽게 이루어지지 않고 있다는 말이다.

신체 안에서 일어나는 모든 현상를 한마디로 이야기 하면 "순환이다."라고 할 수 있다. 신체 모든 기능들이 제대로 돌아가지 않고 막혀 버리면 몸에 심각한 손상이 올 것이다.

인체는 순환으로 유지되어야 한다. 혈액, 호흡, 에너지 대사, 배설, 배출과 같은 순환이 제대로 이루어지지 않으면 신체에 문제가 생기기 시작하고 얼마 지나지 않아 몸에 이상이 발견될 것이다. 인체 순환이 이와 같이 중요한 만큼 대 · 소변은 건강에 대단히 중요한 역할을 하고 있다.

땀과 소변은 배설 작용에 의한 것이고, 대변은 배출 작용에 의한 것이다. 국어사전을 찾아보면, 배설이란 "안에 있는 것을 밖으로 새어 내보냄, 동물체가 무엇을 먹어서 영양을 섭취하고 그 나머지 쓸데없는 찌꺼기를 몸 밖으로 몰아 내보냄"이라 하고, 배출이란 "안에서 밖으로 밀어 내보냄"이라고 한다.

땀과 오줌이 배설되는 경로는 다음과 같다.

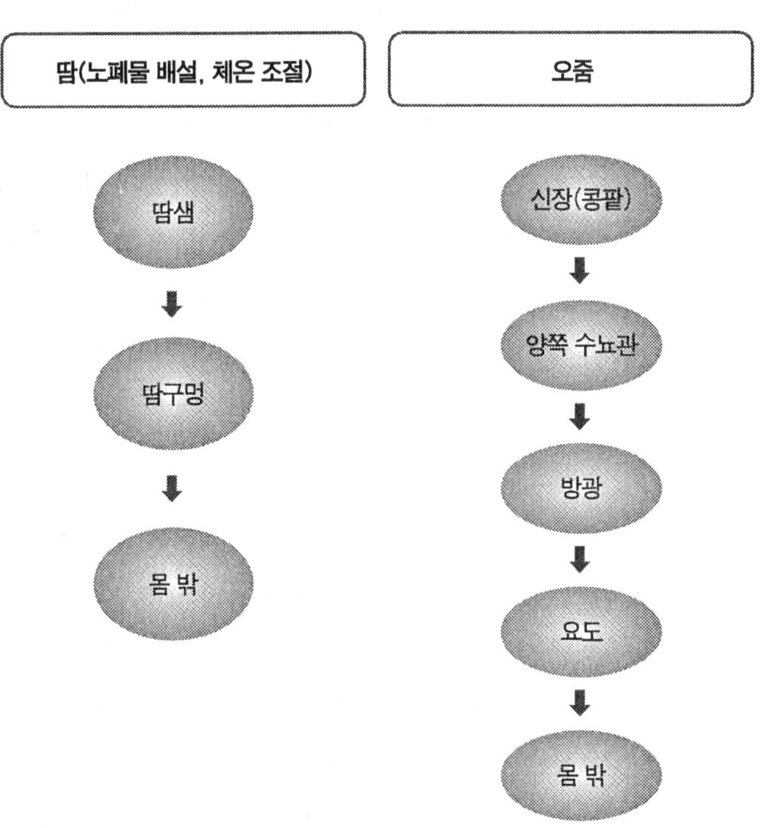

가끔 재미있으라고 하는 소리 중에 '똥 누러 간다.'를 '밀어내기 하러 간다.'라고 하는 말이 있다. 사전에 비추어 볼 때 똥 누러 간다는 의미로 밀어내기 하러 간다고 해도 틀린 말이 아니다.

대변을 보면 건강을 읽을 수 있다. 아침에 일어나서 바로 대변을 누고, 색깔이나 굵기, 묽기 등을 파악하면 건강을 확인할 수 있다. 하루에 한 번, 기상 직후에 대변을 보는 것이 좋으며, 30초 이내에 대변을 눌 때 몸이 정상이라고 이야기한다. 애써 힘을 주어서 변을 밀어내야 한다든지, 변비 증상이 나타난다든지, 아니면 변이 설사처럼 물 같이 밀려나온다든지 하면 건강에 이상한 기운이 감돈다고 신체가 경고하는 것으로 받아 들여야 한다.

경고를 받으면 반드시 확인 절차를 거쳐야 한다. 배설과 배출을 잘 하는 것만으로도 건강 수명을 충분히 늘릴 수 있기 때문이다.

건강은 잃기 전에 유지하기 위해 노력해야 한다. 건강을 위해서는 1년, 12달, 365일을 무조건 신체 활동을 하여 땀을 몸 밖으로 배설하여야 한다.

하지만 게으름을 피우면서 노력하지 않고, 신체 활동을 전혀 하지 않으면서 땀을 배설하려는 사람들이 많이 있다. 신체 움직임 없이 몸에서 땀이 나게 하려는 것은 자신을 속이는 행위이다. 인간은 욕심에 의해 서로 속이기도 하고 속고도 살아가지만, 인간의 몸은 절대로 속임수가 통하지 않는다. 신체 활동을 충분히 하여 땀을 몸 밖으로 배설한다면 건강한 육체가 온 몸으로 느껴질 것이다.

신체 활동으로 흘리는 땀과 사우나를 하거나 찜질방에서 흘리는 땀을 비교해 보자.

신체 활동을 하면 체온이 상승하고, 혈압이 올라가면서 맥박수가 증가하는데, 계속해서 이런 현상이 지속되면 신체가 열이 올라서 폭발해버릴 것이다. 그러나 체내에 증가한 열은 체내 에너지 대사에서 생긴 피로 물질과 노폐물, 독소들과 함께 땀으로 빠져나간다.

사우나를 할 때나 찜질방에서 흘리는 땀은 체내 에너지 대사를 억지로 변화시키면서 마그네슘, 칼슘, 칼륨, 인, 나트륨 같은 인체 기초 대사에 필요한 물질을 함께 강제로 몸 밖으로 밀어 낸다. 이렇게 빠져 나간 물질들은 체내 기초 대사의 균형을 무너지게 하며 몸을 허약하게 만드는 원인이 된다.

몸이 허약하면 면역력과 자생력이 떨어져 질병에 걸릴 확률이 높아진다. 따라서 사우나와 찜질방에서 억지로 땀을 흘리는 것은 대단히 좋지 않다.

운동으로 충분한 산소를 공급하여 에너지가 완전 연소되면 체내 화학적 반응에 의해 물과 이산화탄소가 남는다. 물은 땀이나 소변으로 배설되고, 이산화탄소는 호흡으로 몸 밖으로 나가게 된다.

산소가 부족해서 에너지가 불완전 연소되면 체내 화학적 반응에 의해서 피로 물질인 젖산이 쌓여 몸이 피곤하게 된다. 그러므로 운동을 시작하면 반드시 땀을 흘려야 한다. 운동으로 흘리는 땀은 우리 인체에 새로운 삶과 활력을 준다고 해도 지나친 말이 아니다.

운동을 할 때 땀은 많이 흘릴수록 좋다. 체내 에너지가 완전 연

소될 수 있도록 호흡으로 많은 산소를 충분히 공급하면서 운동하
여야 한다. 이 원리를 적용하는 것이 바로 유산소성 운동이다.

깨끗하고 맑은 공기는 좋은 산소를 충분히 갖고 있기 때문에 운
동을 할 때는 장소 선택이 중요하다. 신체적으로나 정신적으로 문
제가 있다고 몸에 신호가 오면 모든 것을 팽개치고 깨끗하고 맑은
공기가 있는 곳에서 운동하여 땀을 충분히 흘리는 것이 바람직하
다. 어떤 좋은 음식이나 약물보다도 운동으로 흘리는 땀은 신체 내
흡수력과 면역력 및 자생력을 높여 새로운 기분을 느끼게 해 줄 것
이다.

처음 운동을 시작하는 사람들은 운동에 대한 막연한 두려움을
느낄 수도 있다. 그러나 그것은 '운동 → 땀 → 산소'라는 단순한
생각을 하면 없앨 수 있다. 운동을 하면 땀을 흘리고 산소를 마시
게 되어 신체를 건강하게 만드는 데 최대 효과가 있다. 특히 운동
을 처음 시작하려는 사람들은 운동 → 땀 → 산소라는 단순한 생각
을 하며 걷기 운동부터 시작하면 된다.

걷기 운동은 가장 기본적인 동작으로 심장과 폐를 튼튼하게 만
들어 준다. 집 주위나 공기가 좋은 곳에서 산책을 한다 생각하고 1
시간 30분 이상을 여유 있게 천천히 걷는다. 그렇게 10일 이상을
걸으면 세상이 새롭게 느껴질 것이다. 걸으면서 건강을 향상시키
고, 새로운 삶도 만끽해보기 바란다.

무엇보다 스스로 건강하게 장수할 수 있도록 운동을 해서 땀을
충분히 흘리자. 땀은 체내 피로 물질과 노폐물, 독소와 같이 좋지

못한 것을 많이 가지고 있으므로, 운동 직후에 바로 제거하여야 한다. 온몸을 깨끗이 씻어 땀을 없애면 피부 탄력성이 높아지고, 피부 노화도 지연할 수 있으므로 실제 나이보다 젊게 보일 수 있다.

나이가 들어갈수록 운동하여 땀을 많이 흘리자. 자신의 능력에 알맞은 운동을 선택하여 땀을 충분히 흘리면 20대 젊은 피부로 돌아갈 수 있고, 젊은 심장과 폐를 되찾을 수 있다. 땀을 많이 흘리면 흘릴수록 젊어진다. 운동으로 땀을 흘려 젊음을 되찾도록 하자.

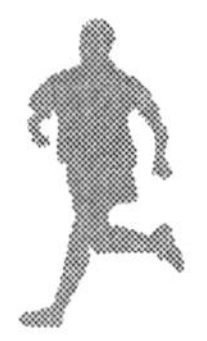

산소 이야기

인간을 비롯한 모든 생물은 산소 없이 살 수 없다. 그래서인지 산소를 주제로 다룬 광고가 각종 매스컴에 앞다투어 등장하고 있다. '산소 같은 여자', '옥시크린', '산소 음료', '산소 공기 캔', '산소 세탁기', '산소가 있는 트레드밀' 등 이미 익숙한 광고도 제법 많다.

우리는 산소에 덮여서 살아가고 있다고 하여도 지나친 이야기가 아니다. 인체는 몸 안으로 산소를 끌어들이고, 몸 밖으로 이산화탄소를 내어버린다. 이러한 순환 과정은 폐에서 이루어지는데, 폐는 오른쪽(625g)과 왼쪽(567g)에 두 개가 있다. 폐 조직은 다공성 해면 질로 구멍이 나있고, 남자의 폐가 여자의 폐보다 무겁다.

양쪽의 폐를 잘라 복사 용지 같이 얇게 만든 다음 400m 트랙에 펴면 전체 면적을 덮을 수 있다. 일반 성인이 크게 한 번 심호흡을 하면 약 3,600~5,000cc의 산소와 이산화탄소가 폐에서 순환된다. 일반 성인의 호흡수는 1분당 12~15회이며, 갓 태어난 아기는 뇌 호흡, 단전호흡, 폐호흡 등 각종 신체 내 호흡을 통해 1분당 최고 670회까지 호흡할 수 있다.

호흡은 기도와 폐에서 이루어지는데, 폐는 공기 중에서 산소를 얻어 혈액에 보내고, 혈액 중에 있는 이산화탄소를 공기 중으로 내보내는 일을 한다. 호흡으로 들이마신 산소는 몸 안에서 체내 에너지 대사 과정를 거치면서 좋은 산소 95%, 나쁜 산소 5%의 비율로 만들어진다.

1956년 인도의 캘커타라는 곳에서 세상을 떠들썩하게 만들었던 블랙 홀이라는 사건이 발생하였다. 이 사건은 캘커타의 한 형무소에서 일어난 것으로, 두 평 남짓한 감방에 146명의 죄수들을 넣고 하룻밤이 지났을 때 123명이 죽고, 23명이 살아남았다고 한다. 감방 안에는 양쪽으로 조그만 창이 고작 두 개뿐이었고, 좁은 감방 안에서 죄수들이 내뿜는 유해 증기 때문에 많은 사람들이 죽지 않았을까 추측한다. 이 사건은 산소의 중요성을 일깨워 준다.

세계의 장수 노인들에게 그 비결을 물으면 한결같이 "항상 좋은 공기를 마시며 걸어 다녔다."라고 말하였다. 이러한 대답은 건강에는 좋은 공기가 중요하다는 것을 의미한다. 좋은 공기 속에는 산소가 풍부하게 들어있는데, 산소는 혈액에 의해 우리 체내 각 부분으로 운반된다.

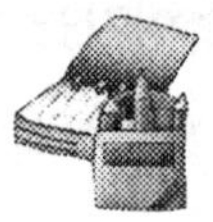

산소

- 1956년에 인도의 캘거타라는 곳에서 세상을 떠들썩하게 만들었던 블랙 홀 (black hole) 사건은 산소의 중요성을 말해줌
- 세계 장수 노인들이 공통적으로 하는 말 : "나는 항상 좋은 공기를 마시며 걸어다녔다."
- 운동을 하면서 좋은 산소를 체내에 충분히 받아들인다면 포도당이 산소와 함께 크렙스 회로로 들어가서 완전 연소하여 물과 이산화탄소로 분해됨
- 운동을 하면서 좋은 산소를 체내로 제대로 받아들이지 못한다면 신체 내 피로 물질인 젖산이 발생하여 축적되면서 다음날 피곤함을 느끼게 됨

운동을 하면서 산소를 체내로 충분히 받아들이는 것과 받아들이지 못하는 것은 천지차이가 나타난다.

첫째, 운동을 하면서 좋은 산소를 체내로 충분히 받아들이면 근

육 수축 시에 근 글리코겐이 더 작은 분자인 포도당으로 분해되는데, 이 과정에서 생산되는 에너지로 신체 움직임이 일어난다. 그리고 포도당이 피루빅산(pyruvic acid)으로 바뀌면서 충분한 산소와 함께 크렙스(krebs) 회로로 들어가서 완전 연소한 후 물과 이산화탄소로 분해되어 나온다. 이때 물과 이산화탄소는 소변이나 땀, 호흡으로 몸 밖으로 빠져나가고, 광합성 과정을 거치면서 재합성되어 인간과 동물 및 식물에게 전해진다. 그 후에 생물학적 에너지 주기를 거치면서 음식물로 만들어져 우리 몸속으로 들어오게 된다.

둘째, 운동을 하면서 좋은 산소를 체내에 제대로 받아들이지 못하면 근육 수축 시 근 글리코겐이 포도당으로 분해되는 과정에서 피루빅산으로 바뀌면서 불충분한 산소와 함께 크렙스 회로로 들어가지 못하고 불완전 연소한다. 그 결과 피로 물질인 젖산이 발생하여 축적되면서 다음 날 피곤함을 느끼게 된다.

따라서 신체를 움직이거나 운동을 할 때는 체내 에너지가 완전히 연소할 수 있도록 좋은 산소를 공급해야 한다.

산소는 우리 인체에서 좋은 일반 하는 것은 아니다. 좋은 사람이 있고 나쁜 사람이 있듯이, 산소도 그러하다. 체내의 화학적 에너지 반응으로 인체 세포 속으로 들어온 산소는 95% 정도가 에너지 대사에 사용되고, 나머지 5% 정도는 불안정한 활성산소(free radical)가 되어 세포를 파괴시키거나 변형시킨다.

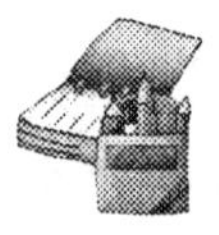

활성산소

- 인체의 세포 속으로 들어온 산소는 95% 정도가 에너지 대사에 사용되고, 나머지 5% 정도는 불안정한 모습의 활성산소가 되면서 세포를 파괴시키거나 변형시킴
- 체내 산소대사의 과정에서 부산물로서 유해산소, 즉 활성산소가 생김
- 활성산소는 신체 내의 독소, 찌꺼기, 피로 물질, 변형 세포, 노폐물 등과 합쳐서 나쁜 일을 함

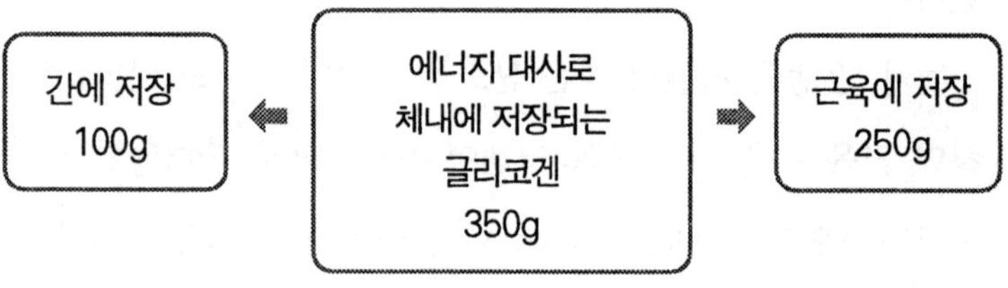

"끼리끼리 만난다."는 말이 있다. 사람들은 생각이 같거나 생활 수준이나 여건이 비슷한 이들끼리 만나기 마련이다. 신체 내에서도 나쁜 역할을 하는 것들은 끼리끼리 모여서 나쁜 짓을 한다. 활성산소 역시 신체 내의 독소, 찌꺼기, 피로 물질, 변형 세포, 노폐물 등과 합쳐서 나쁜 일을 한다.

예를 들어, 매일같이 음식을 너무 많이 먹거나 운동을 심하게 하여 호흡을 헐떡거리거나, 여러 가지 스트레스를 받으면 활성산소 발생량이 점점 많아져서 신체가 허약해지거나 질병이 생기고, 노화가 빨라진다. 반대로 산소를 제대로 공급하면 인체에 좋은 일들이 일어난다. 순수하고 깨끗한 산소는 혈액을 깨끗이 하여 신체 각 부분에 생명을 불어넣는 원기가 된다. 또한 신경을 진정시키고, 식욕을 자극하여 소화를 촉진시키며, 달콤한 잠을 이루게 한다.

산소는 신체 각 부분에 공급되는데, 뇌에 공급되는 양은 20% 정도로 신체에 분배되는 산소량의 1/5이나 차지한다. 뇌에 공급된 산소는 피로 회복 속도를 빠르게 하고, 혈액 순환을 원활하게 하여 피부 탄력성을 높이고, 혈색도 좋아지게 한다.

인간은 생존과 활동을 위한 에너지 공급을 주로 탄수화물과 지방 대사에 의존하는데, 탄수화물은 세포 속에 산소가 충분할 때 훨씬 많은 에너지를 생성하며, 지방은 세포 속에서 산화되어야만 에너지원으로 쓰일 수 있다. 이 사실만 보더라도 인간은 세포 속에 산소를 공급하지 않으면 살아갈 수 없다.

그런데 문제는 에너지 생산을 위한 산소 대사 과정에서 유해산소 즉 활성산소가 부산물로 생겨난다는 점이다. 산소는 에너지 대사 과정을 거치면서 완전 연소되느냐, 불완전 연소되느냐에 따라 좋은 산소와 나쁜 산소로 구별된다.

신체에 좋은 산소를 가득 채우는 가장 좋은 방법은 유산소 운동을 하는 것인데, 자신의 능력에 합당한 맞춤운동으로 좋은 산소를 충분히 공급받는 것이 중요하다.

운동은 최대 운동과 최대하 운동으로 나누어지는데, 최대 운동은 자신의 최대 능력의 2/3 이상 수준으로 동작하는 시간을 될 수 있는 대로 오랫동안 유지하는 것을 말한다. 최대 운동을 한 후에는 에너지가 불완전 연소되기 때문에 몸 안에 젖산이 쌓여 다음 날 신체가 피로하거나 통증이 생긴다.

반대로 최대하 운동을 하면 산소를 충분히 공급받아 체내 에너지가 완전 연소되면서 물과 이산화탄소가 생긴다. 생성된 물은 소변이나 땀으로, 이산화탄소는 호흡으로 빠져 나가므로 운동을 한 다음 날에도 신체적 이상이 없다.

몸에 좋지 않는 활성산소를 없애는 것이 건강한 삶을 사는 지름길이며, 운동을 하여 산소를 충분히 공급하는 것이야말로 장수 비법이다.

몸 안에 있는 노폐물, 독소, 물 등은 걷기 운동 1시간 30분 이상 또는 빠르게 걷기 운동 1시간 이상 혹은 달리기 30분 이상을 하여 땀을 충분히 흘리고 산소를 공급 받으면 에너지 대사 과정을 통해 몸 밖으로 배출된다.

최대하 운동 시에 일어나는 체내 에너지 대사 과정을 살펴보면 탄수화물이 포도당과 글리코겐으로 바뀐다. 하루 동안 글리코겐은 350g 정도가 만들어져서 체내에 저장되는데, 그 중에서도 간에 100g, 근육에 250g 저장된다. 그리고 근육에 저장된 글리코겐은 신체 활동이 시작되면서 사용되는데, 산소를 충분히 공급 받은 후에 피루빅산으로 바뀌면서 크렙스 회로로 들어간다. 크렙스 회로에 들어간 피루빅산은 완전 연소가 되면서 물과 이산화탄소가 되고, 산소 공급을 받지 못한 글리코겐은 불완전 연소가 되면서 젖산으로 몸에 남게 된다. 완전 연소로 생성된 물과 이산화탄소는 적당한 운동과 함께 몸 밖으로 배출되는데, 활성산소도 이때 몸 밖으로 배출된다.

산소 공급을 충분히 받는 운동이 좋다는 것은 에너지를 만드는 과정에서도 알 수 있다. 체내에서 고인산 에너지 화합물인 ATP를 생성하는 과정을 살펴보면, 산소가 없을 경우에는 4분자를, 산소를 충분히 공급받을 때는 77분자를 만든다. 산소가 충분히 공급된 상태에서 포도당을 분해할 때는 38분자 ATP를 만들며, 크렙스 회로에서는 완전 연소 과정을 거치면서 30분자 ATP를 만든다. 또한 세포의 동력 공장이라고 불리는 미토콘드리아에서는 36분자 ATP를 만든다.

미토콘드리아는 세포(cell) 생리학에서 자세히 살펴보면 다음과 같이 세포질에 포함되어 있다.

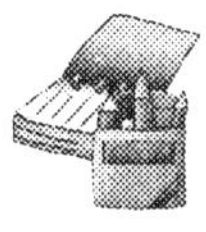

세포의 생리

1. 세포막
● 단백질 ● 지질 ● 탄수화물

2. 세포질
● 미토콘드리아 ● 소포체 ● 중심체 ● 골지체 ● 리소조옴

3. 핵
● 핵막 ● 핵인 ● 염색질 ● 핵산

몸에 좋다는
유산소성 운동 이야기

유산소성 운동은 미국의 쿠퍼(cooper) 박사가 병원에서 심장병 치료를 위한 재활 치료 프로그램으로 고안하였다. 이후에 미국 우주항공국의 우주비행사들의 체력 향상을 위한 운동으로 사용되었으며 에어로빅(aerobic)이라고 하였다.

쿠퍼 박사는 우주비행사들의 체력 테스트를 위해 운동장 400m 트랙 8바퀴를 뛰어서 12분 안에 들어올 수 있도록 유산소성 운동 방법을 고안하였다.

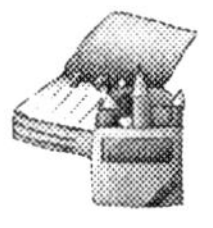

유산소성 트레이닝

- 심장병 질환 환자의 재활 치료 방법으로 미국의 쿠퍼 박사가 고안하였음
- 이후 미국 항공우주국에서 우주비행사들의 기초 체력 향상을 위하여 도입하였으며, 에어로빅이라고 함
- 400m 트랙 8바퀴를 달려서 12분 안에 들어오게 함

현대 인체 생리학자들이 연구한바 5분 이상 지속적으로 산소 공급을 충분히 하면서 하는 운동을 유산소성 운동, 60초 이내에 산소 공급 없이 하는 운동을 무산소성 운동이라고 하였다.

루우(roux)의 법칙에 의하면, 인체는 적당히 사용하면 발달, 증대되고, 사용하지 않으면 퇴화되며, 지나치게 사용하면 파괴된다고 하는데, 늙지 않는 비결 중에 깨끗하고 신선한 공기를 마시며 적당히 운동하여 땀을 자연스럽게 배출하는 것보다 더 좋은 방법은 없다.

남자들은 젊을 때는 에어로빅 즉 유산소성 운동을 하고, 나이가 들면 헬스클럽에 가서 근력 운동을 해야 한다. 반면 여자들은 젊을 때 헬스클럽에 가서 운동을 하고, 나이가 들면 에어로빅 운동을 하여야 한다. 왜냐하면 근육은 성 호르몬 차이에 의해서 여자가 오히려 생리학적으로 건강에 유리하게 되어 있기 때문이다.

여자들은 에스트로겐이라는 여성 호르몬이 많이 분비되는데, 여성 호르몬은 남자들처럼 근육을 울퉁불퉁하게 튀어나오게 하는 것이 아니라 신체 각 부분별로 체지방을 빼 주면서 탄력성을 높여준다. 여성 호르몬은 신경 충격 전달을 느리게 하므로, 여자들이 근육 운동을 하면 남자들에 비해 근육의 피로 회복 속도가 빠르다. 이런 이유로 여자들은 젊을수록 헬스클럽에서 부분적인 근육 운동을 하는 것이 건강에 도움이 된다.

반면 여자들은 나이가 들수록 근육 수축과 이완이 반복되는 유산소 운동을 하여 체내에 불충분한 산소를 공급하고, 근육 약화 등의 노화 현상을 늦추며, 골다공증을 예방하는 것이 좋다.

그러나 에어로빅 같은 유산소 운동을 우리나라에서 하기에는 현실상 문제가 있다고 볼 수 있다. 에어로빅같이 빠르고 격렬한 운동을 하면 이에 상응하는 변화가 나타나는데, 심장 박동 수가 빨라지고, 혈압이 올라가고, 에너지를 만들기 위해서 혈당 수치가 높아진다.

이러한 변화들을 원만히 처리하기 위하여 신체는 아드레날린과 성장 호르몬 등과 같은 스트레스 호르몬 분비를 급증시킨다. 또한 급격한 산소 부족을 해결하기 위해 가슴 양쪽에 있는 폐가 평소보다 많은 양의 공기를 들이마신다. 평소 0.5리터 정도 흡수하던 공기를 격렬한 운동을 할 때는 5배가 넘는 2.5~5리터 정도 흡인한다. 이때 건강상 중요한 문제가 발생한다.

폐에서 산소를 공급받은 혈액은 모세혈관을 타고 체내 각 세포로 흩어진다. 그런데 체내 모든 혈액이 빠르고 격렬하게 운동하고 있는 근육으로 모이면서 소화기, 생식기 및 다른 장기들은 갑자기 빈혈 상태로 빠져들게 된다.

빠르고 격렬한 운동이 끝나면 근육에 모였던 많은 혈액이 빈혈 상태에 있는 소화기, 생식기 및 장기로 모여드는데, 바로 이 순간 건강에 치명적인 활성산소가 많이 발생한다. 혈액 속에 있는 젖산, 아드레날린, 콜레스테롤 등을 체외로 배출하기 위해서는 질 좋은 많은 산소가 필요한데, 활성산소의 생성은 이를 방해하므로 문제가 된다.

신체에 다량의 산소를 공급하는 에어로빅 운동은 공기 좋은 장소에서 해야 효과를 얻을 수 있는데, 우리나라에서는 대부분 공기가 잘 순환되지 않는 밀폐된 좁은 공간에서 하기 때문에 빠르고 격렬하게 땀을 내다보면 신체 에너지 대사에 문제를 일으킬 수 있다.

좋지 않은 공기를 마시며 하는 유산소성 운동은 오히려 건강을 해치며, 관절통증, 허리 통증, 호흡기 질환, 폐 질환 등을 유발한다. 에어로빅 운동은 탁 트인 공간에서 신선한 공기를 마시며, 준비 운동과 정리 운동을 충분히 하고, 운동 특성에 맞게 느리면서도 적당한 자극을 주어 근육 수축과 이완 동작을 해야 효과를 얻을 수 있다.

유산소성 운동을 계속하면 체내로 충분하게 공급된 산소가 크렙스 회로로 들어가 에너지를 완전하게 연소한다. 대사 과정에서 에너지가 완전하게 연소되면 물과 이산화탄소가 남는데, 물은 소변

이나 땀으로, 이산화탄소는 호흡으로 배출되는 동시에 몸 안으로
산소가 들어온다. 이러한 완전 연소 과정은 다음과 같다.

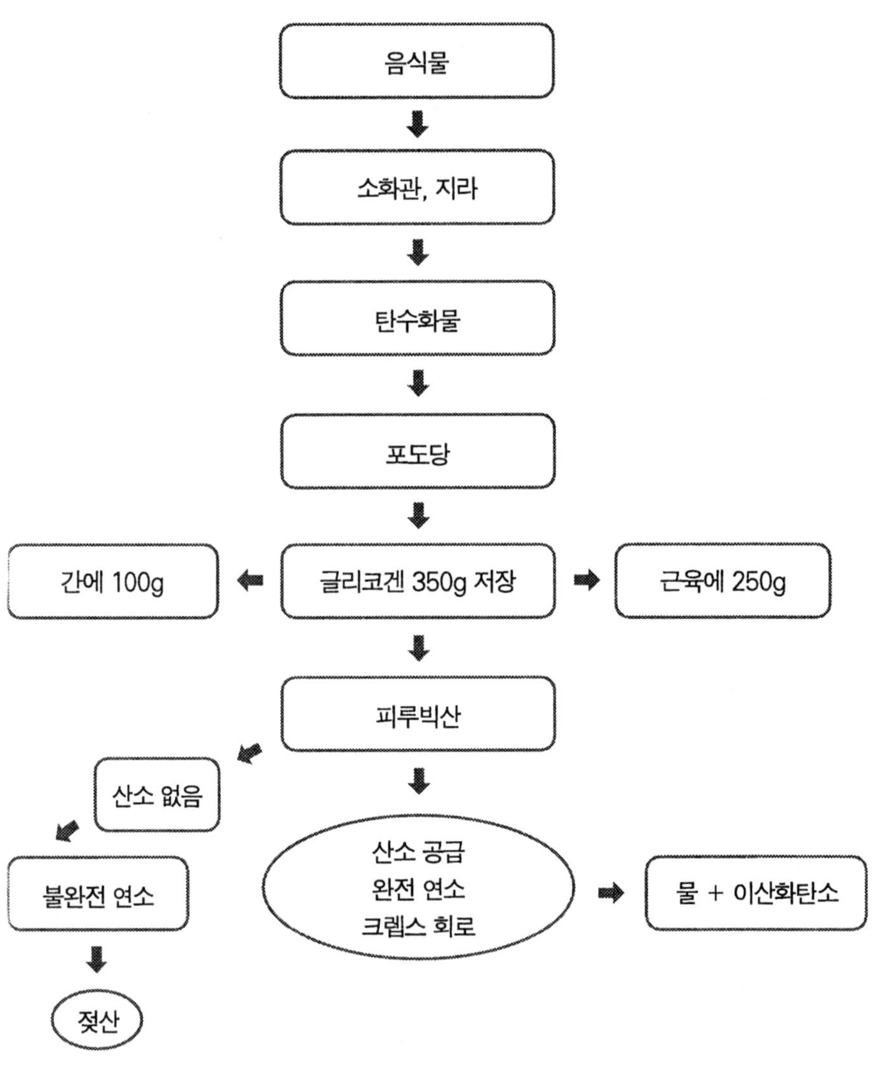

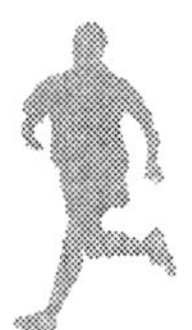

심장 이야기

심장은 마음을 상징한다. 이러한 사상은 마음이 착한 여자를 가리켜 "The woman with the heart of gold."라고 하는 영어 표현에 잘 반영되어 있다. 또한 심장은 사랑을 상징한다. 외국 영화를 보면 연인들이 많이 하는 말 중 하나가 "I love you all my heart." 이다.

언제부터인지는 정확히 모르겠지만 사람들은 옛날부터 심장 위에 지갑을 얹고 다니고 있다. 물론 대부분 사람들은 윗도리 주머니가 거기 있어서 무심결에 지갑을 넣고 다녔을 것이다. 하지만 보통

집 바깥에서의 전 재산이 지갑에 있는 경우가 많으므로, 지갑이 심장 위에 있다는 것에서 매우 중요한 의미를 느낄 수 있다.

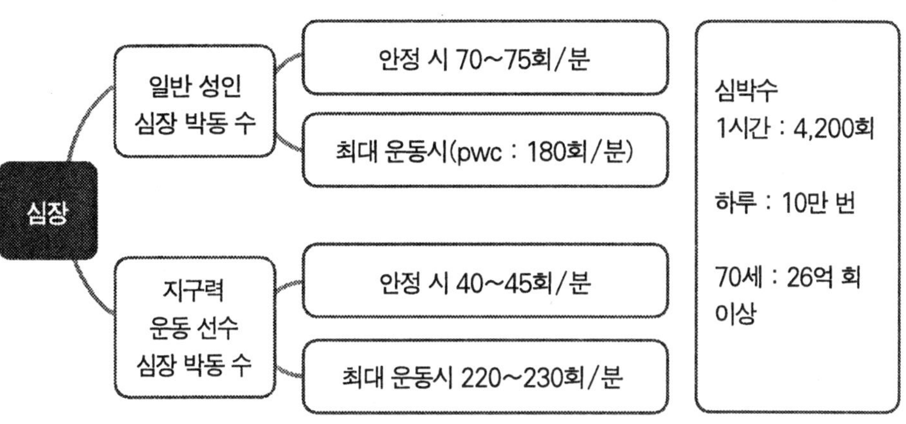

심장은 어쩌면 장기 중에 가장 중요한 부분이라고 할 수 있다. 일반적으로 자신의 주먹 하나 크기인데, 조금 큰 사람은 양손 두 주먹을 합쳤을 때 크기이다.

심장은 인체 어느 기관과도 비교 할 수 없을 만큼 강하고 부지런하게 움직이는 생명의 펌프이다. 이러한 생명의 펌프가 움직이지 않으면 이 세상 사람이 아니다. 종종 무리하게 이 펌프가 움직여 죽음에 이르는 경우가 있는데 이를 '심장마비' 라고 한다.

심장마비로 죽는 일은 의외로 많다. 폭력 영화에 악역으로 자주 출연하던 허 모 배우가 자신의 능력에 초과하는 운동량으로 축구를 하다가 심장마비로 죽음을 맞기도 했으며, 전 포항공과대학교

학장을 지내셨던 분은 체육 대회 야구 선수로 출전하여 배팅을 한 후 1루수로 뛰어간 즉시 심장마비로 쓰러져 영영 눈을 감았다.

심장은 산소와 각종 영양소를 함유한 피를 전신의 모든 조직과 장기 및 근육에 공급하는 막중한 책임을 맡고 있다. 인체 생리학자들은 성인을 기준으로 할 때 하루 동안 심장에서 전신으로 보내는 혈액의 길이 총 96,000km라고 한다. 우리가 살고 있는 지구의 지름이 12,756km이고, 지구 한 바퀴가 40,000km라고 하니, 지구를 두 바퀴 돌고도 남을 만큼 혈액의 길은 무척이나 길다고 하겠다.

체중이 늘면 몸에 그만큼 부담이 온다. 체중이 1kg 늘면 신체는 피의 길을 2km 길게 새로 뚫어야 하고, 체중이 10kg 늘면 피의 길을 20km나 길게 다시 뚫어야 한다. 피의 길을 새로 뚫는다는 것은 그만큼 심장에 부담을 준다는 이야기이다. 심장에 부담이 가면 심장병을 일으키는 원인을 제공할 수 있으므로, 20대 체중을 죽을 때까지 평생 그대로 유지하는 것이 건강 수명을 늘이는 방법이다.

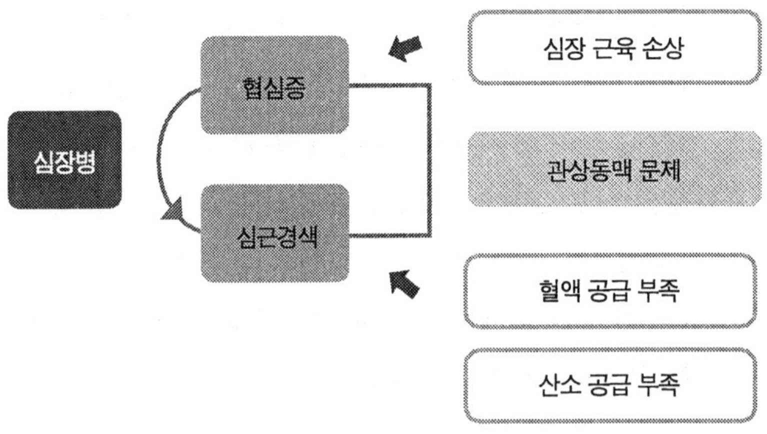

일반적으로 심신이 안정되어 있을 때 성인의 심장 박동수는 1분에 70회 정도이다. 이를 1시간으로 환산하면 대략 4,200회이고, 하루로 계산하면 10만 번이다. 사람이 70세까지 산다고 가정할 때 평생 26억 회 이상 단 1초의 휴식도 없이 심장은 박동을 계속한다.

그러나 전문적으로 심폐지구력을 키운 운동선수들은 안정 시에는 심장 박동수가 1분에 40회~45회이고, 최대 부하로 운동을 하였을 때는 1분에 220~230회까지 상승한다. 안정 시 운동선수들의 심박수가 일반 성인보다 30회 정도 적은 이유는 전문 운동선수들의 심장이 휴식 기간에는 30회 정도를 일반 성인에 비해서 더 쉬기 때문이다.

최대 운동 시 일반 성인의 심장은 PWC 180(physical work capacity 180)이라고 하여 1분당 180회를 최대한 뛸 수 있는 반면, 전문 운동선수의 심장은 1분당 220~230회까지 뛸 수 있다. 혈액이 많이 필요한 때는 운동선수의 심장이 일반 성인에 비해 1분당 40회 이상 더 일하는 것이다. 특별한 종목을 꾸준히 운동하면 심장의 능력이 발달하여 쉴 때는 충분히 쉬고, 일을 할 때는 다른 사람보다 더 많이 일할 수 있다.

최대 운동을 하면 신체가 혈액을 많이 요구하는데, 이때 심장이 각종 영양소와 산소를 혈액으로 충분하게 공급하여 줌으로써 운동능력이나 승패를 결정하는 중요한 요인이 된다. 자기 능력을 최대로 발휘하여 운동하거나 격렬한 활동을 할 때 심장 박동수가 증가하는 것은 평소 때보다 약 8배 이상이나 많은 혈액을 순환시키기 때문이다.

심장이 제대로 관리, 감독되지 않으면 여러 가지 문제가 생기면서 성인병의 하나인 심장병으로 연결된다. 대표적인 심장병인 협심증과 심근경색은 관상동맥에 문제가 생겨 일어나는 것이어서 관상동맥 질환이라고도 한다.

협심증은 심장 근육에 피를 공급하는 관상동맥이 완전히 막혀 혈액 공급이 중단되어 심장 근육이 상하게 되는 것이다. 신체적으로 나타나는 증상은 빠르게 걷거나, 계단을 오를 때나, 뛸 때에 앞가슴을 조이는 듯 한 느낌이나 압박감, 통증 등이다. 심하면 통증이 왼쪽 어깨에서 팔까지 오기도 한다. 이러한 통증은 대개 2~3분 계속되다가 갑자기 씻은 듯이 사라진다. 그러나 통증이 없어졌다고 협심증이 나은 것은 아니다.

심근경색은 통증이 일어나는 부위는 비슷하지만, 통증의 정도가 심하고, 30분 내지 몇 시간이 지속되며 안정을 취해도 통증이 사라지지 않는 것이 특징이다. 그리고 빠른 시간 안에 병원에 가서 조치해야 급사의 위험을 면할 수 있다.

심근경색이 종종 급사의 원인이 되는 이유는 관상동맥의 막힘이 50%까지 진행된 상태에서도 별 증상이 없다가 그 이상 진전이 되어야 혈액 부족과 산소 공급 부족 상태가 심해져서 증세가 두드러지기 때문이다.

그러므로 평소에 자신의 심장 상태를 자세히 알지 못하면 갑자기 위급한 상태를 맞을 수도 있다. 대부분 경우 협심증이 더 진행

되어 심근경색이 되지만, 곧바로 심근경색이 될 수 있으므로 주의
해야 한다.

일반적으로는 여성들은 여성 호르몬이 많이 분비되어 남성에 비
해 심장 질환에 걸릴 확률이 적은 것이 사실이지만, 폐경기 전후에
는 여성 호르몬 분비가 감소되어 남성과 마찬가지로 심장 질환에
걸릴 확률이 높아진다.

심장병의 주요 위험 인자는 흡연과 비만 그리고 고혈압이다. 정
상인의 심장지수를 100으로 정했을 때, 흡연하는 사람은 심장병에
걸릴 확률이 150이고, 여기에 비만까지 있으면 250, 또 고혈압이
더해지면 무려 400이나 된다. 그러므로 심장병에 걸릴 위험을 줄
이려면 담배를 끊고, 고혈압을 예방하고, 비만이거나 콜레스테롤
수치가 높은 사람은 정상 체중을 유지하고 동물성 지방의 섭취를
줄여야 한다.

과거에는 심장이나 간이 나쁜 사람에게 운동을 금지하고 절대
안정을 하도록 하였다. 하지만 지금은 알맞은 운동을 하는 것이 절
대 안정을 하는 것보다 훨씬 좋은 것으로 알려졌다. 심장판막 관련
질병이나 몇 가지 심장 질환을 제외한 대부분 심장병은 운동 요법
으로 치료할 수 있고, 수술 후 운동 요법을 병행하면 회복도 빠르
다는 것이 인정되고 있다. 심장병 환자라도 자신의 능력에 맞는 운
동을 하면 심장 근육이 발달되고 심장 혈관의 탄성이 좋아져서 심
장에 혈액 공급이 잘 되기 때문이다.

심장 질환을 개선하는 적당한 운동은 심장의 혈액순환을 촉진할

수 있는 유산소성 운동, 즉 걷기, 달리기, 등산, 수영, 물속에서의 운동, 고정식 자전거 타기, 트레드밀 걷기 등이다. 달리기나 등산은 협심증이나 심근경색이 많이 진행된 경우에는 심장에 무리를 주므로 허용되지 않는다.

심장병에는 엄격한 의학적 통제 하에 운동 요법이 필요하다. 심장병 환자의 재활을 위한 운동 프로그램으로는 걷기가 무난하여 가장 많이 사용되고 있다.

일반적으로 심장병 환자는 운동을 아주 약한 강도로 가볍게 시작해서 차츰 높여 나가고, 운동 후에는 운동 강도를 서서히 낮추어 정리 운동을 10분 이상 해야 한다. 운동 횟수는 일주일에 20~30분씩, 3~4회를 하는 것이 좋으며, 운동 중 혈압 반응에 유의해야 한다.

심장도 근육으로 만들어져 있으므로, 자극을 주어 심근을 수축하게 하면 발달시킬 수 있다. 자신의 능력에 맞는 운동 종목을 선택하여 심장에 적당한 자극을 줌으로써 건강을 지키도록 하자.

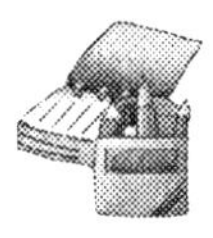# 심장이 하는 일

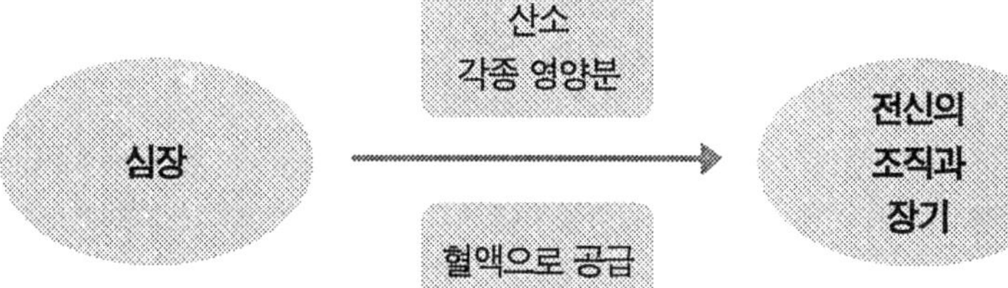

피의 길은 총 96,000km

지구의 지름은 12,756km

지구를 한 바퀴 도는 길이는 40,000km

술과 담배 이야기

중국에는 술에 관해 예부터 전해 내려오는 고사성어가 있다. 바로 '음주망국(飮酒亡國) 음차흥국(飮茶興國)'이 있다. 이 고사성어는 술을 마시면 나라가 망하고, 차를 마시면 나라가 흥한다는 뜻이다. 지나친 술이 나쁘다는 것은 누구나 알고 있지만, 많은 사람들이 절제를 하지 못하고 있다. 이미 5천 년 전에 술을 마셨다는 기록이 옛날 메소포타미아 지방에 전해지고 있는 것을 볼 때 술은 아마도 인류 역사와 함께 한 것으로 보인다.

술은 알코올 성분이 2% 이상인 음료수를 말하는데, 피로 회복과 기분 전환 효과 그리고 맛 때문에 옛날부터 백약의 으뜸이라고 불리어 왔다. 그러나 술을 즐겨 마셔서 장수와 생의 여유를 누린 사람도 있지만, 술로 건강을 해지거나 불행한 인생을 보낸 사람도 많다.

술은 마약만큼 중독성이 있는 것은 아니지만, 일단 중독되면 술 없이는 정상적인 생활을 할 수 없는 사람도 있고, 실조증, 작화증이 나타나는 사람도 있다. 생체 조직에 독이 되어 생명을 빼앗는 경우도 있다.

지나친 술은 신체 기능을 마비시키고 신경계를 마취시켜 이성을 잃게 할 뿐만 아니라 많은 사고의 원인이 되기도 한다. 술의 주성분인 알코올은 중추신경계를 마비시켜 사람을 흥분시키는데, 이 증상은 대뇌의 신피질에서부터 대뇌, 간뇌, 중뇌, 연수, 척수의 순으로 파급된다. 알코올의 혈중 농도가 0.5% 이상 되면 호흡이 마비되어 죽음에 이르기도 한다.

술을 아무리 마셔도 얼굴색이 변하지 않은 사람이 있는가 하면 조금만 마셔도 온몸이 붉어지는 사람이 있다. 얼굴색이 변하지 않는 사람은 술에 강한 것 같지만, 간의 알코올 해독 능력은 모든 사람이 비슷하다. 다만, 알코올이 간에서 분해되면 아세트알데히드라는 독성 물질로 변하는데, 이 아세트알데히드에 예민하게 반응하는 사람은 술을 조금만 마셔도 얼굴이 곧 붉어진다.

간에 들어온 알코올은 알코올 탈수 효소의 작용으로 아세트알데히드로 변하고, 아세트알데히드는 또 다른 효소에 의해 초산으로 바뀌며, 마지막에는 물과 이산화탄소가 되어 배설된다.

대부분 동양인들은 알코올 탈수 효소는 체내에 많지만, 아세트 알데히드를 초산으로 바꾸는 효소가 서양인에 비해 적어서 서양인보다 얼굴도 더 빨개지고 술에도 약하다. 서양에서는 매년 증가하는 알코올 중독증 환자가 사회적 문제로까지 대두되고 있으나, 체질적으로 술에 약한 한국인들은 알코올 중독자가 적은 편이다.

간에는 쿠페 세포(cooper cell) 즉 몸 안으로 들어온 술을 분해하는 세포가 있다. 간이 술을 분해하는 능력은 사람마다 약간 차이가 있으나, 일반적으로 성인의 경우 체중 1kg당 1시간에 0.1g의 알코올을 해독할 수 있다. 따라서 체중이 60kg인 사람은 1시간에 6g를 해독하여 하루에 총 144g의 알코올을 해독할 수 있다.

그러면 체중이 60kg 나가는 성인들은 맥주를 하루에 몇 병 정도 해독할 수 있을까?

맥주 1병(640ml)에는 약 25g의 알코올이 함유되어 있고, 60kg 성인이 하루에 해독할 수 있는 알코올의 양은 144g이므로, 144g을 25g으로 나누면 6병이 나온다. 계산상으로는 하루에 맥주 6병까지는 해독이 가능하지만, 실제로는 그러하지 않다. 아무리 알코올 함량이 낮은 맥주라도 하루에 6병 정도를 마신다면 간이 알코올 분해 작용 이 외에 다른 모든 인체의 화학 작용을 할 수 없게 되어 상당한 부담을 받게 되기 때문이다.

18세기 초 영국은 술의 제조 금지 해제와 더불어 '진(gin)'의 생산이 늘어나면서 출산율이 떨어졌고, 기원전 400년경에 플라톤은 건강한 아기를 낳으려면 부부는 취침 전에 음주를 금하라고 하였으며, 이보다 더 오래 전인 스파르타에서는 건강한 아기를 생산할 수 있도록 신혼부부가 술을 마시는 것을 법으로 금하기도 하였다. 이와 같이 옛날부터 사람들도 술이 건강에 좋지 않다고 생각하였다.

실제로도 술은 중추신경계를 마비시키고, 인체의 모든 기능을 저하시키는 등 건강에 나쁜 영향을 미친다. 다음은 그 구체적인 예이다.

① 간에 가장 나쁜 영향을 미친다.

② 유산, 기형아와 저능아 출산율을 높인다.

③ 위를 상하게 한다.

④ 혈압을 높인다.

⑤ 암 발병률을 높인다.

⑥ 당뇨병과 신장병을 더욱 악화시킨다.

⑦ 영양 부족 증세로 신경염을 일으킨다.

⑧ 성 기능을 약화시킨다.

그러나 적당량의 술은 현대인의 생활에 여유와 정신적인 안정을 주고, 쾌감을 느끼게 하며, 동맥경화를 예방하는 HDL(말초 체조직의 콜레스테롤을 간에 전송하는 고밀도 리포 단백질) 생성과 스트레스 해소를 돕는다. 평소 바른 음주 습관으로 건강한 삶을 영위하기 바란다.

담배는 폐암으로 사망을 불러오기도 하는 인체에 치명적인 기호품 중 하나이다. 보건복지부가 'OECD 헬스데이터 2007'을 분석하여 발표한 '우리나라 보건의료 실태 분석 결과'에 의하면, 우리나라 15세 이상 사람들 중에서 매일 담배를 피운다고 답한 사람들은 25.3%로 2003년에 비해 8.2% 줄었고, OECD 회원국 평균 흡연율 24.3%에 비교하면 큰 차이가 있지는 않았다. 한국 여성의 흡연율은 4.6%, 한국 남성의 흡연율은 46.6%로 나타났고, 한국 여성의 경우 OECD 회원국 중에서 가장 낮은 여성 흡연율을 보이고 있다.

담배 흡연은 직접 흡연과 간접 흡연 두 종류로 나눌 수 있다. 직접 흡연은 식도와 위에 문제를 일으키다가 위암을 유발시키고, 간접 흡연은 식도와 폐에 문제를 일으키다가 폐암을 발생시킨다. 담배의 피해가 이와 같이 크기에 세계 각국에서 간접 흡연의 영향에 대해서도 인식하고 공공장소에서 흡연을 금하고 있다. 우리나라에서도 앞으로는 버스정류장을 흡연금지구역으로 정하여 흡연에 대한 경각심을 심어주고 간접 흡연으로 생기는 피해를 줄일 예정이라고 한다.

담배는 많은 사람들이 백해무익하다고 하였다. 미국에서 암 막대기로 불릴 정도로, 암을 일으키는 물질과 유해 성분을 많이 포함하고 있어 건강에 치명적이다. 실제로 담배는 건강에 아무런 도움을 주지 않으며, 오랜 기간 피우면 무척이나 끊기가 힘들다. 그러므로 어릴 때부터 아예 접하지 않은 것이 좋으며, 어쩔 수 없이 피운 사람들은 되도록 빠른 시일 내에 끊는 것이 건강에 좋다.

요즈음 한국의 종합병원에는 흡연연구소가 많이 생겨나 금연 운동을 펼치고 있다. 흡연연구소를 방문하면 담배를 피울 때 인체에 일어나는 반응들을 여러 가지 방법으로 보여 주는데, 그 중에서 위속에서 일어나는 반응이 재미있어 소개하고자 한다.

담배 연기가 위 속으로 들어가면 처음에는 위벽에 있는 융기들이 연기를 피하려고 한 쪽으로 쏠린다. 계속해서 담배 연기가 위벽으로 들어가면 융기들이 연기를 피하려고 뱅뱅 돌기 시작한다. 그래도 담배 연기가 들어오면 아예 드러누워 버리고, 그 후에도 계속 들어오면 위벽에 붙어서 변형 세포로 바뀌어버린다. 바뀐 변형 세포들은 체내에 쌓여 있는 나쁜 물질들과 합쳐지거나 체내에서 일어나는 일정한 세포 분열을 깨뜨려서 암 물질을 만든다.

흡연연구소에서는 이러한 과정을 직접 눈으로 확인시켜 주므로 오랫동안 담배를 피운 사람들은 꼭 한 번씩 방문해서 금연의 필요성을 직접 체험해보기 바란다.

담배는 16세기 미 대륙을 발견한 스페인 사람들이 미국 인디언들로부터 알게 된 후 유럽으로 보급함으로써 확산되었다. 미국 인디언들이 담배를 피웠던 것은 단순히 흡연을 즐기거나 의식을 위한 것에 그치지 않고, 질병 치료에 효과가 있다고 생각하였기 때문이다.

1904년 우리나라에서는 일부 종교단체를 중심으로 금연 운동을 전개하기 시작하여 흡연을 모든 사람들의 질병 유발인자로 규정하였으며, 1962년 영국에서는 Royal College of Physicians에서 흡연에 의한 사망률 증가를 보고하고 이에 대한 예방 의학적 대책의 시급함과 흡연의 위험을 알렸다. 최근에는 세계 여러 사회 단체에서 금연을 범국민적 운동으로 확산하고 있으며, 담배와의 전쟁을 선포한 나라도 적지 않다. 세계보건기구(WHO)는 1988년부터 매년 '보건의 날'인 5월 31일을 '금연의 날'로 정하였다.

담배 연기 속에는 여러 가지 유해 성분이 들어 있는데, 이 유해 성분은 입상 물질과 기체로 구분된다. 그 중에서 뚜렷하게 건강에 해를 끼치는 물질은 니코틴(nicotine), 타르(tar) 및 일산화탄소이다. 이 외에도 아크롤레인(acrolein), 시인화수소(청산 : cresolhydrocyanic acid), 질산, 이산화탄소 및 석탄산 이외에 23가지 추가 물질이 유해 성분으로 꼽히고 있다.

1973년에 각종 동물에게 암을 일으키는 물질로 알려진 N-nitrosamine이 담배 연기 속에 있으며, 특히 N-nitrosamine은 질소 성분이 많은 땅에서 재배된 담배를 피울 때 고농도로 발생한다는 사실이 밝혀졌다.

담배 연기 속의 유해 물질은 주로 구강 및 기도 점막에 영향을 주지만, 그 중 일부는 구강과 기도 및 폐포에서 혈액에 흡수되어 전파되고, 전신의 각 장기 조직에 치명적인 손상을 입히기도 한다.

흡연자의 주요 사망 원인은 관상심장 질환이며, 다음으로 폐암, 만성폐색성 질환, 후두 질환, 위암 등이 있다.

따라서 건강을 해치는 백해무익한 담배를 어릴 때부터 절대로 피우는 일이 없도록 하고, 혹시 지금 담배를 피우고 있다면 가족과 주위 사람 및 자신의 건강을 위해서 하루 빨리 담배를 끊도록 하여야 한다.

각종 성인병의 위험 인자들을 많이 내포하고 있는 흡연을 계속하여 성인병에 걸리고 난 뒤에는 후회해도 소용없다. 코미디언 고(故) 이주일 씨의 TV광고처럼 후회 없는 건강한 삶을 살 수 있도록 과감하게 담배를 끊도록 하자.

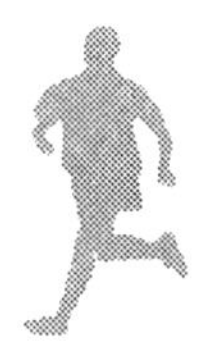

늙어간다는 일은
누구에게나 일어난다

누구나 '늙지 않으면 좋겠다.', '빨리 죽지 않으면 좋겠다.', '다른 사람들보다 젊게 살았으면 좋겠다.'라고 생각하지 않는 사람이 없을 것이다. 사람들은 누구나 세월이 지나면서 노화공포증을 가지게 되고 "늙는 게 죽기보다 두렵다."라고 한다.

최근 들어 늙는 것이 두려워 여러 가지 수술과 피부 관리에 온 힘을 기울이는 사람이 늘어나는 추세이다. 따라서 이에 관계된 업종들이 한창 성업 중이다. 특히 중년 여성들 가운데는 "주름살을 없앨 수만 있으면 보톡스 한 트럭이라도 맞을 수 있다.", "늘어진

피부를 탄력 있게 바꿀 수 있다면 수술도 마다하지 않겠다."고 하는 사람들이 많다. 심지어는 "젊어질 수만 있다면 영혼이라도 내놓겠다."라는 이야기도 필자는 들어보았다.

강원대학교병원 신경정신과 주진형 교수는 "사람은 보통 나이가 들어 늙으면 주변인의 관심 밖으로 밀려날까 두려워하는 심리가 있는데, 요즘 이런 심리가 여성들에게 더욱 두드러지게 작용해 외모에 너무 집착하는 경우가 많은 것 같다."고 말했다. 노화공포증 때문에 외모에 너무 집착하면 몸에서 악취가 난다고 믿거나 피부에 벌레가 있다고 생각하게 되는 신체망상증이나, 자신의 외모를 추하게 여기는 신체추형장애 등의 정신 질환이 생길 수 있다.

전문의들은 "어느 정도 젊게 살고자 노력하는 것은 좋은 방향으로 작용할 수 있지만, 이를 뛰어 넘어 젊음에 너무 집착하면 부작용을 낳을 수 있다는 것에 유의하고, 자신이 늙어가는 모습을 자연스럽게 받아들이는 마음자세가 필요하다."고 조언하고 있다.

노화는 시간이 지나면서 누구에게나 일어나는 필연적인 현상이다. 지나가는 시간을 묶어두지 못하고, 흐르는 세월을 막을 수가 없듯이 인간의 신체적 변화도 막을 수 없다. 다만, 남다른 노력을 하는 사람만이 신체의 노화 현상을 느리게 할 수 있다.

지금부터 노화 방지에 관해 이야기하고자 한다. 노화는 아직까지 개념적으로 정리가 잘 되어 있지 않아서 확실한 임상 기준을 만들기가 복잡하고 어렵다. 따라서 정의를 내리는 것이 쉽지가 않다.

영어 'frailty'는 약해지거나 무엇이 되기 쉬운 상태를 뜻하는데,

이 증후군은 건강에 좋지 않는 결과, 즉 예를 들면 타인 의존, 낙상, 입원, 사망 등을 초래할 위험이 큰 노인군을 가리키는 말이다.

노화는 다중 질환에 의한다는 설과 노화 관련 생리적 변화에 의해 일어난다는 설이 있다(권인순, 노화, 대한노인병학회 공동연수강좌, 대한스포츠의학회, 2000년, pp. 69~75).

신체적 노화를 방지하려면 주의해야 할 것이 다음과 같다.

① 신체 내 생리적인 기능의 감퇴

② 신체 근육량의 감소

③ 신체 에너지 대사율과 에너지 소비 감소

④ 신체가 필요로 하는 영양분 결핍

⑤ 신경내분비 계통의 기능 장애

⑥ 신체 면역 체계에 관한 기능 감소 및 장애

이 중에서 필자는 이해를 돕기 위하여 두 가지만 이야기하고자 한다.

첫 번째 이야기는 피부에 관계된 것이다. 한국뿐 아니라 세상 모든 여자들이 피부를 예쁘게 하려고 온 힘을 기울인다. 턱없이 비싼 화장품을 쓰는 것도 이러한 이유 때문이다. 필자의 고등학교 시절 친구 중에 모 화장품 회사 사장이 있어 가끔 만나면 화장품에 관한 이야기를 듣는다. 그 친구는 화장품 가격이 비싸면 무지하게 잘 팔린다고 했다. 원가가 얼마 들어가지 않았는데도 비싼 광고를 하고, 예쁘게 포장하여 팔면 가격이 비싸도 잘 팔린다고 했다. 보통 신제품 여성 화장품을 팔면 10배 이상의 이익이 남는데, 그것은 한국 여자들이 화장품에 대해 잘 모르면서도 비싸면 좋을 것이라 생각하고 무조건 사기 때문이라고 한다.

그러나 필자의 친구인 화장품 회사 사장은 피부 노화의 주범은 자외선이므로, 일상생활에서 자외선만 잘 차단해주면 피부 노화를 최대한 막을 수 있다고 한다. 그리고 얼굴, 목, 팔 등 햇볕에 잘 노출되는 부분에 알맞은 지수의 자외선 차단제만 제대로 발라주면 자외선을 차단할 수 있다고 했다.

두 번째는 신체 노화 예방에 관한 이야기이다. 신체는 태어나서 25세까지 급격하게 발달하다가 25세 후에는 근육이 감소하기 시작하고, 30세 이후에는 신체에 존재하는 것들이 감퇴 내지는 감소하기 시작한다. 따라서 인체의 노화 시기는 30세 이후로 보는 것이 적당하다. 30세 이후부터는 특별히 운동을 하지 않으면 신체가 늙는다고 할 수 있다.

필자의 30년 넘는 운동 경험과 22년 동안 강의해온 체육학을 종합하여 노화 예방법에 관해 구체적으로 이야기해보겠다.

어머니 뱃속에서 태어난 아기가 허우적거릴 수 있으면 물에서 놀 수 있는 시간을 주고, 아이가 10세 전후가 되면 수영, 걷기, 달리기, 맨손 체조, 스트레칭과 같이 양팔과 양다리를 동시에 움직이는 운동을 하게 하고, 성 호르몬이 분비되는 시기 즉 여자는 14세 이후, 남자는 16세 이후가 되면 근력 트레이닝과 심폐지구력 운동을 병행하게 한다. 그러면 장차 장년기와 노년기 체력 향상과 건강 유지에 큰 도움을 줄 수 있다.

30세 이후는 근력 트레이닝과 유산소 운동(걷기, 달리기, 에어로빅 등), 40세 이후는 걷기, 달리기, 수영, 맨손 체조, 등산, 근력 트레이닝 등이 좋다. 50대와 60대에는 심장과 폐를 튼튼하게 해주는 유산소 운동에 시간을 많이 투자하고, 동시에 근력 향상이나 현재 상태의 근력 유지를 할 수 있는 근력 트레이닝을 해야 노화를 지연하고 예방할 수 있다.

현재 세계 각국은 고령화로 노인 문제가 심각하게 대두되고 있다. 필자는 독일, 일본, 미국, 그리스 등과 같은 나라들을 여행하면서 세계 어느 곳이나 대도시를 벗어나 조금 작은 도시로 가면 많은 노인들이 살고 있음을 알 수 있었다. 고령화 시대로 노인 문제가 늘어나자 여러 나라에서 노인 복지에 많은 투자를 하고 있으며, 노인연구소를 세우고 있다. 이러한 추세는 앞으로 계속될 전망이다.

특히 미국에 노인과 관련된 많은 연구소가 있는데, 활발하게 각종 연구를 하여 보고하고 있다. 미국의 노인연구소에서 발표한 내용에 의하면, 70세 이후의 남성 집단이 규칙적이고 지속적인 유산소 운동을 한 결과 30세의 건강한 남성들과 비슷한 폐활량을 보였고, 심장 기능도 향상되었다고 하였다.

세월이 흐르면 누구에게나 노화 현상이 나타나지만, 항상 몸을 움직이고 운동하면 노화를 늦출 수 있으므로, 늙지 않으려는 사람들은 자신의 나이와 신체 능력에 적당한 맞춤 운동으로 인생을 즐겁게 살기 바란다.

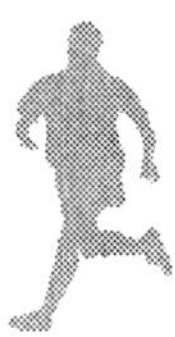

삶에는 반드시
한계가 있다

삶이 끝나는 시점을 우리는 죽음이라고 부른다. 인간은 사실 어머니 뱃속에서부터 생존에 대한 처절한 몸부림을 시작하다. 태어나면서 죽을 수도 있고, 갓난아이나 유아기 때 죽을 수도 있으며, 부딪히는 모든 일들 가운데 죽음이 언제 찾아올지도 모른다. 그러므로 제 수명대로 사는 것은 대단한 복과 행운이라고 할 수 있다.

현대인들은 "집 문지방만 넘으면 죽음에 직면한다."고 말하고 있다. 어떤 40대 아버지는 1년에 한 번씩 유서를 써서 가족들에게 자기 삶을 정리, 정돈하고, 언제 닥쳐올지 모르는 죽음에 대해 나름대로 대비책을 강구한다고 한다.

그러나 거의 모든 사람들은 주변 사람이 죽었다는 연락을 받을 때나 되어야 죽음을 즉시 자신과 연관지어 생각하게 된다. '나도 그런 사고가 나서 죽지 않을까?', '나도 그런 병이 들어서 죽지 않을까?' 등 잊고 지내던 자신의 죽음에 대한 생각이 갑자기 난 후 자신은 빨리 죽지 않고 제 수명대로 살겠다고 다짐을 하면서, 작심 삼일이 될지언정 운동도 하고, 건강보조식품도 먹고, 병원에 가서 건강진단도 받아보고, 체중에 신경을 쓰며 다이어트도 해보면서 잠시 동안 노력을 한다.

세상에서 가장 오래 살았다고 하는 사람은 성경에 나오는 므두셀라인데, 187세에 맏아들 라멕을 낳고, 969세에 죽었다고 한다. 하나님의 아들이라고 불리는 아담은 930세를 살았고, 그의 자손들인 셋은 912세, 에노스는 905세를 살았다고 한다. 혹자는 이 당시의 1년이 365일이 아니었을 것이라고 생각할지 모르지만, 창세기 8장에 나오는 노아의 홍수를 자세히 읽어 보면 태초에도 1년은 365일 전후였음을 알 수 있다.

그렇다면 왜 지금은 인간의 수명이 1/10로 줄어들었을까? 하나님은 노아 때 홍수를 내려 인간의 타락을 심판하시고, 인간의 교만을 상징하는 바벨탑을 더 이상 쌓지 못하게 한 후 죄에 대한 심판으로 인간의 수명을 단축시켰다고 한다.

서울대학교 의과대학 이왕재 교수의 말에 의하면, 인류사 초기에는 비타민 C가 인체에서 합성이 되었는데, 약 4,500~5,000년 전에 체내 합성이 중지되면서 인간의 수명이 단축되었다고 한다. 이것이 인간의 죄와 교만에 대한 하나님의 징계라고 그는 말하고 있다.

중국 전설에 의하면 팽조라는 사람은 800세까지 살았다고 한다. 이 전설에 의해 중국에서는 옛날부터 장수하는 사람을 일컬어서 팽조라 한다. 팽조라는 사람은 죽음에 이르렀을 때 주위 사람들에게 "평소에 베개를 너무 높이 베고, 침을 너무 멀리 뱉어 원기가 상한 탓에 천수를 누리지 못하고 죽는다."라고 하며 후회하였다고 한다.

보건 복지부가 'OECD 헬스 데이터 2007'을 분석하여 발표한 '우리나라의 보건의료 실태 분석 결과'에 의하면, 우리나라 사람들의 평균 수명은 2005년을 기준으로 했을 때 78.5세로 경제협력개발기구(OECD) 소속 30개 국가 중 21위로 나타났다. 남자의 평균 수명은 75.1세로 23위, 여자는 85.5세로 15위를 기록했다. 평균 수명은 일본이 82세로 가장 높았고, 스위스가 81.3세, 아이슬란드가 81.2세, 호주가 80.9세, 스페인이 80.7세로 그 뒤를 이었다.

한국인의 기대 수명은 78.5세이지만, 건강 수명은 68.6세인 것으로 조사됐다. 이것은 일생 동안 10년간이나 질병이나 사고로 통증, 신체적 불편, 정서적 불안 및 우울감에 시달린다는 것을 의미한다.

한국보건사회연구원이 펴낸 '한국인의 건강 관련 삶의 질과 기대 여명'이란 보고서에 따르면, 남성의 기대 수명은 평균 75.1세이지만, 건강 수명은 67.5세로 그 차이는 7.6세였다. 여성의 기대 수명은 81.9세이지만, 건강 수명은 무려 12.3세나 낮은 69.6세였다.

이 연구를 주도한 강은정 박사는 "건강 수명은 말 그대로 심리적, 육체적 불편함이 없이 활동하며 살 수 있는 기간이어서 삶의 질과 밀접한 연관을 지니고 있다."고 했으며, "사회가 고령화될수록 건강 수명을 늘리는 일이 국가 보건 정책의 핵심이 될 것이다."라고 말했다.

세계의 장수촌으로 알려져 있는 미국의 버몬드와 남미의 빌카밤바 및 구소련의 코카서스 지방에 살고 있는 장수 노인들의 건강 비결은 공기가 맑고 좋은 환경에서 체온을 차게 하여 생활하는 것이다. 이들은 100세가 넘어도 평균 혈압이 보통 건강인들의 60세 전후 수준에 지나지 않았으며, 거의가 잔병을 앓지 않았다.

일반적으로 장수 집안에 태어난 사람들은 선천적으로 장수할 가능성이 크다. 장수 노인들은 특히 야채와 물고기를 많이 섭취하였다.

제2차 세계대전 당시 유럽의 여러 나라에 특히 장수 노인들이 많았는데, 전쟁 때라 먹을 것이 충분하지 않았는데도 그들이 장수한 이유는 육류보다 균형 잡힌 저칼로리 야채 위주의 식사를 하였기 때문으로 밝혀졌다.

또한 장수촌 노인들은 달걀을 좋아했는데, 달걀은 핵산이 풍부한 식품으로 세포를 젊게 하는 역할을 한다. 장수촌 노인들은 달걀 섭취를 많이 해서인지 성격도 외향적이고 명랑했으며, 남을 잘 도와주는 박애 정신이 강하고, 낙천적이라고 한다.

세계 장수촌은 지역 모두가 산으로 둘러싸인 해발 1,000m 이상의 고원분지였으며, 장수하는 노인들은 모두 열심히 일하고 규칙적인 생활과 충분한 휴식을 하고 있었다. 장수인들의 주식은 비타민이나 다른 영양소가 파괴되지 않는 잡곡밥이었으며, 음식은 절대 배불리 먹지 않고, 야채와 과일을 많이 섭취하였다. 칼슘과 철분이 많이 함유된 물을 섭취하고 있었으며, 기호품은 거의 입에 대지 않고, 술은 적당히 마시며, 마음에 평화를 유지하고 있었다.

평균 수명이 세계 최고 국가인 일본은 100세 이상의 장수 인구가 1992년에는 1991년보다 527명이 늘어난 4,152명이라고 후생성에서 발표하였는데, 이 수치는 1963년과 비교하면 무려 27배나 증가한 것이다. 일본 동경노인종합연구소와 노인복지개발센터에서는 1981년에 조사한 100세 이상의 고령자 1,000명을 대상으로 장수의 원인을 조사하여 발표하였는데, 그 내용을 요약하면 다음과 같다.

- 지나간 일을 후회하거나 고민하지 않는다.
- 규칙적인 생활을 한다.
- 편식하지 않고, 짜게 먹지 않는다.

특히 일본에서 장수 지역으로 손꼽히는 야마나시켄과 우에오 하라마찌, 그리고 유주리 하라의 장수인들이 오래 사는 원인은 누룩과 보릿겨로 만든 음식물에서 비타민 E를 충분히 섭취하고, 육류와 설탕 섭취가 매우 적기 때문으로 밝혀졌다.

건강한 평균 수명의 연장은 삶의 질을 높여 주고 다른 사람에 비하여 오래 살 수 있는 특권을 누리게 해 준다. 세계 각국 정부에서는 자국민들의 국민 체력 향상에 대하여 최대한 투자를 하려고 노력한다. 왜냐하면 국민 체력 향상이 우선되어야 자국민의 평균 수명이 늘어나고, 건강한 삶과 함께 전체 국민의 생활 수준이 한 단계 높아지기 때문이다.

1960년대 전후 우리나라 국민들의 체격을 일본인들과 비교해보았더니, 신장과 체중이 일본 사람에 비해 크게 앞선 수치가 나왔다. 우리나라 사람들은 일본인들을 무시하면서 신장이 작고 체중이 적다고 '쪽바리' 라고 하였고, 일본 사람들은 우리나라 사람들을 멸시하는 말로 '조센징' 이라고 불렀다.

그러나 1970년에 들어서면서 우리나라 학생들의 체격이 일본 초·중·고등학생들의 신장과 체중에 비해 쳐진다는 결과가 나와 우리나라 사람들의 자존심을 구기게 하였고, 쪽발이라고 무시하던 말이 의미를 잃게 되었다.

이 후 우리 정부에서는 학교 급식을 채택하고, 점심 때 우유를 공급하기 시작하여 현재까지도 계속하고 있다. 2000년대에 들어서도 우리나라와 일본의 전체 국민 체위 비교에 대한 전쟁은 계속되고 있지만, 국민들 사이에서는 비교, 분석에 대한 의미가 이제는 많이 퇴색된 것 같다.

미국과 소련은 1950년대에 달에 누가 먼저 발을 디디느냐를 두고 치열하게 경쟁했다. 마치 전쟁이라도 하듯이 모든 것을 동원하여 달에 인공위성을 먼저 착륙시키려고 노력하였는데, 이것은 전 세계에 초강대국으로서 힘을 과시하려는 것이었다. 그런데 결국, 1956년에 소련의 스푸트니크의 인공위성이 미국보다 먼저 달에 착륙하여 미국의 자존심을 완전히 꺾어 버렸다.

난리가 난 미국 정부에서는 원인 규명을 하였는데, 자국민의 체위 및 체력이 소련에 비해 좋지 않다는 것이었다. 이때부터 미국은 대통령특별체력위원회를 구성하여 국민 체위와 체력 향상에 수많은 돈을 투자하였다.

세계 여러 나라 정부들은 자국민의 체위 및 체력 향상 프로그램을 각종 연구소를 통해 만들고 보급하는데, 그 이유는 체력과 체위가 나라 전체의 평균 수명과도 직결되며, 국민들의 삶도 한 단계 높이는 결과를 가져오기 때문이다. 개인의 건강이 나라의 건강으로, 나라의 건강이 전 세계인의 건강으로 발전된다고 생각할 때 건강한 삶은 추구할 만한 가치가 있다고 할 것이다.

2005년에 우리나라 통계청에서 발표한 자료에 의하면, 남자의 평균 수명은 66.5세이고, 여자의 평균 수명은 75세이다. 우리나라 여자들은 남자들보다 통계적으로 약 8세 정도 오래 사는 것에 대해 감사해야 할 것이다.

실제적으로 우리나라 40대 남자 사망률이 세계 최고이므로 피부로 느끼는 우리나라 성인 남자와 여자의 평균 수명에 대한 차이는 더욱더 클 것이다. 필자도 어머니는 74세로 살아계신데 아버지는 성인병으로 55세의 나이로 돌아가셨다.

그럼 '왜 여자가 남자보다 오래 살까?' 라는 의문이 생길 것이다.

지금부터 왜 여자가 남자보다 평균 수명이 긴지를 인체생리학적인 면과 사회학적인 면에서 살펴보기로 하자.

통계학적으로나 일반적으로 여자가 남자보다 수명이 긴 것은 네 가지 정도 이유가 있다.

첫 번째로는 남자보다 여자가 인슐린이 많이 생산되기 때문이다. 인슐린은 체내 리포프로틴(lipoprotein)과 리파제(lipase)라는 효소로 하여금 체내 중성지방과 체내 악성 콜레스테롤 수치를 감소시키게 하여 각종 심장질환을 예방한다. 따라서 남자보다 여자들이 각종 심장질환에 걸릴 확률이 낮다. 그러나 이러한 이론은 폐경기 이전 여자들에게 해당하고, 폐경기가 시작되면 오히려 남자보다 여자들이 각종 심장질환에 걸릴 확률이 높아진다.

두 번째로는 남자와 여자를 구별하는 성염색체인 X 염색체는 인체 면역체를 조절하는 유전자를 포함하고 있어 질병의 감염으로부터 인체를 보호하는 항체 생산에 깊이 관여하고 있는데, 이것을 남자는 1개, 여자는 2개 보유하고 있기 때문이다.

세 번째로는 남성과 여성의 성 호르몬 차이 때문이다. 남성 호르몬인 테스토스테론(testosterone)이 혈액 응집을 촉진시켜 동맥경화를 일으키고, 지방 찌꺼기인 콜레스테롤의 양을 증가시므로, 남자가 여자보다 심장병에 걸릴 확률이 높다. 또 다른 남성 호르몬인 안드로겐(androgen)은 심장 기능에 이상을 일으킬 수 있는 안드로겐 리셉터(androgen receptor)를 가지고 있어 심장병을 유발할 확률을 높인다.

　네 번째로는 일상생활 습관의 문제이다. 여자보다 남자가 가족 전체의 생계를 책임지는 사람으로서 전반적인 가족 문제를 접할 때 가장 높은 스트레스를 받기 때문이다. 적당한 스트레스 해소책이 없는 우리나라 남성들은 직장생활과 경제활동으로 생긴 스트레스를 술과 담배로 해소하려 하기 때문에 몸이 점점 허약해지고 질병에 노출되기 쉬워진다.

　일본 생리학자들의 연구 발표를 보면 출생에서 죽음에 이르기까지 전체 수명의 65년을 더 늘릴 수 있다고 한다. 그들은 태아일 때부터 영양 부족으로 15년, 운동 부족으로 10년, 술과 담배로 15년, 스트레스로 10년, 수면 부족으로 15년 총 65년이라는 수명을 인간 스스로가 단축시킨다고 하였다.

　이로 보건대, 특히 우리나라 남자들은 수명을 제대로 유지하기 위해 일상생활을 바르고 규칙적으로 하고, 자신의 능력에 맞는 적당한 운동을 지속적으로 하면서 스트레스를 최대한 줄이는 노력을 해야 한다.

　인간 스스로가 단축시킨 수명을 늘리기 위한 방법이 세계 각국에서 여러 가지 측면으로 현재 연구되고 있다. 한 가지 예를 들면, 일본 오사카 의대를 졸업한 의사 신도요시하루가 건강 수명 5년을 늘리기 위해 권유한 반신욕이 하나의 건강법으로 널리 보급되었다.

　일본인 의사 신도요시하루가 제시한 반신욕은 '발은 따뜻하게, 머리는 차갑게 해야 한다.'는 동양과 서양에서 모두 인정하는 건강

원칙과 인체 생리학적이고 물리학적인 법칙에 따라 '따뜻한 것은 위로 올라간다.'는 원리를 이용하여 신체 아래쪽 부분의 두 발을 따뜻하게 만들어 전신의 혈액 순환이 제대로 이루어질 수 있도록 하는 방법이다. 이와 같이 하체만 따뜻한 물에 담그는 반신욕은 건 강 수명을 늘리기 위해 많은 사람들이 애용하고 있는 실정이다. 신 도요시하루는 올바른 반신욕을 위해서는 "몸을 배꼽 아래 반만 물 에 담그고, 팔을 물속에 넣지 말라."고 하였다.

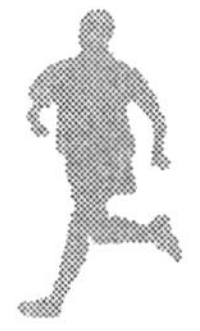

기지개 이야기

국어사전에서 기지개란 단어를 찾아보면 "피곤을 덜기위해 몸을 쪽 펴고, 팔다리를 뻗는 행동"이라고 기술되어 있다. 기지개는 '켠다', '한다' 라고 표현한다.

옛날부터 우리 조상들은 심신이 피로하면 그 이유나 방법을 모르면서도 자연스럽게 기지개를 켜왔다. 우리 조상들이 만든 기지개란 운동이 오랜 시간이 지나면서 외국으로 유출되어 다시 역수입되었으니 '스트레칭' 이라는 운동이다.

우리나라 사람들이 기지개를 꾸준히 개발하고 연구하였다면 그리고 외국으로 기지개에 대한 정보가 새어나가지 않았다면 지금의 스트레칭이란 운동처럼 충분히 세계 각국에 '기지개 운동'이란 이름으로 보급되었을 것이다. 그와 동시에 많은 돈을 벌어들일 수 있었을 것이라는 생각에 무척이나 아쉬움이 남는다.

현대를 살아가는 사람들한테는 반드시 필요한 운동이 기지개이다. 왜냐하면 사람들은 아침에 눈을 뜨면서부터 신체 활동을 시작하기 때문이다.

모든 신체 움직임은 근육이 수축해서 만들어지는 일련의 동작들이다. 하루 동안 아침에 일어나서부터 잠자리에 들 때까지 끊임없이 계속되는 근육 수축으로 온몸이 긴장되고 딱딱해지면 피로가 찾아온다. 이때 기지개 운동을 하면 신체 피로를 쉽게 없앨 수 있다. 기지개 운동은 신체를 유연하게 하고, 관절 마디마디에 윤활유를 주입하여 충격에 손상을 입지 않도록 예방하여 준다.

일반 사람들과 다르게 운동선수들을 위해 기지개 운동이 전문적이고, 체계적으로 각종 종목 특성에 맞는 운동 프로그램으로 만들어져야 한다. 전문적인 운동을 시작하기 전과 끝낸 후에 반드시 해야 할 운동이 기지개이다. 기지개는 전문적인 운동선수들의 부상을 예방하고, 신체 유연성을 높여 경기력 향상에도 기여할 수 있기 때문이다.

필자는 아침에 눈을 뜨면 이부자리 위에서 한 차례 기지개 운동을 하고, 하루 한 번씩 하는 전문 체력 향상 운동 전과 후에도 한 차례에 10분 정도씩 기지개 운동을 한다. 그리고 집으로 돌아온 뒤에도 잠자리에 들기 전에 10분 정도 기지개 운동을 한다. 즉 하루에 총 네 번 기지개 운동을 하고 있다.

필자는 아침에 눈을 뜨면 하루 생활을 시작하기 위해 신체 몸부림을 이불 위에서 시작한다. 여기서 신체 몸부림은 기지개 운동을 말하는데, 필자는 "온몸에 기름칠을 하고 있다."라는 생각으로 이불 위에서 매일 10분씩 기지개를 켠다.

만약 매일 기지개 운동을 한다면 건강이 유지될 뿐만 아니라 건강 수명도 자연스럽게 늘어날 수밖에 없을 것이다. 피로하다고 느낄 때마다 기지개 운동을 하면 피로 회복은 물론 신체 순환 작용에도 도움이 될 것이다.

건강 수명을 연장해주는 기지개 운동을 열심히 하자. 앞에서 이야기했듯이 기지개 운동이 외국으로 건너간 뒤에 이름이 바뀌어 우리나라로 돌아온 것이 스트레칭이다.

스트레칭 자세는 관련 전문 서적이나 자료 및 TV 프로그램에서 많이 접할 수 있으므로 본 책에서는 생략하고, 신체 유연성 향상과 신체 부상 예방에 관한 스트레칭만 간단히 소개한다.

올바른 스트레칭

① 스트레칭에는 동적 스트레칭(ballistic stretching)과 정적 스트레칭(static Stretching)이 있는데, 신체 반동을 이용하는 스트레칭을 동적 스트레칭, 신체 반동을 이용하지 않는 스트레칭을 정적 스트

레칭이라고 한다. 동적 스트레칭이 건강에 좋지 않은 이유는 근육 통증, 근섬유 열상이 있을 수 있고 근육이 탄성을 잃게 되기 때문이다.

② 근육을 부드럽게 신전시키고, 신전시킨 근육에 생각을 집중시키면서 이완하는 동작을 수 초에서 수십 초까지 유지시킨다.

③ 스트레칭 포인트(stretching point) 이상 근육을 신전시키지 않고, 근육 신전은 신체가 가장 편안한 느낌이 들 수 있도록 동작한다. 여기에서 스트레칭 포인트라는 용어는 '근육 신전 시에 가장 편안한 감각을 느끼는 점'을 말한다.

④ 나쁜 동작의 스트레칭은 신체 탄력을 이용한다든지, 스트레칭을 행하는 신체 각 부분에 통증이 올 때까지 근육을 신전시키는 것을 말한다.

스트레칭 단계

① 편안한 단계(easy stretching)

가벼운 긴장과 부드러운 느낌을 근육으로 느끼면서 근육에 힘을 빼고, 편안하게 신전하면서 10~30초간 정적인 상태를 유지한다.

② 발전 단계(developmental stretching)

편안한 단계에서 벗어나 약간의 힘을 근육에 가하여 근육을 긴장시키면서 10~30초간 정적인 상태를 유지한다.

③ 과격한 단계(drastic stretching)

오버 트레이닝(over training) 단계로서 최대한의 힘을 근육에 가하여 근육을 긴장시키면서 10~30초간 정적인 상태를 유지한다.

스트레칭 호흡법

스트레칭 트레이닝은 평소처럼 자연스럽게 호흡하는 것을 원칙으로 한다. 얼마 전부터 '웰빙'이란 말이 유행어처럼 우리나라를 흔든 이후로 전 국민이 동참이라도 한 듯이 우리 생활 모든 것이 웰빙화되어 가고 있다. 음식부터 시작해서 웰빙 도시란 말이 익숙해지면서 사람들은 건강에 대해서 한 번 더 생각하게 되었고, 건강하게 살아가는 것이 최고의 삶이라고 여기게 되었다.

웰빙 열풍 속에서 대부분 사람들이 몸짱과 얼짱이 되기를 바라고 있다. 연예인이나 유명 모델처럼 근육질 몸매와 늘씬한 다리 그리고 수려한 외모를 지니길 원하고 있다.

이런 분위기 가운데 많은 사람들이 다이어트를 시작했다. 첫째는 몸짱이 되기 위해서, 둘째는 비만으로 생기는 병을 없애기 위해서였다.

그러나 다이어트는 상당한 고통과 철저한 자기 자신과의 싸움에서 이기면서 음식을 줄이며 올바른 방법으로 운동해야만 성공할 수 있다.

어떤 사람들은 쉽게 체중을 줄일 수 있다는 유혹에서 벗어나지 못하여 다이어트 식품, 약, 수술로 살을 빼기도 한다. 이렇게 운동을 하지 않고 인위적인 방법으로 살을 빼려다 건강을 해치고 나아가 목숨을 잃어버린 사례가 종종 신문이나 뉴스에 보도되고 있다.

다이어트를 위한 과학적인 방법으로는 걷기, 조깅, 웨이트 트레이닝, 체조, 스트레칭 등을 병행하는 것이다. 이러한 운동 중에서 가장 중요한 것이 스트레칭이다.

스트레칭은 몸의 균형을 잡아주면서 유연성을 길러 주기 때문에 몸짱이 되기 위한 가장 필수적인 운동이라고 할 수 있는데 재활 치료에도 큰 효과가 있다.

다이어트와 스트레칭

2002년부터 지금까지 필자가 직접 다양한 사람들에게 가르친 '다이어트 · 소아마비 · 성장 스트레칭' 그리고 일반 스트레칭을 하면서 실전에서 경험한 내용을 기술하고자 한다.

운동은 매일 하는 것이 가장 좋다. 일반적으로 주 3~5회라고 책이나 매체에서 말하고 있지만, 역시 매일 하는 것이 가장 좋다.

사람은 모두 생체 리듬이 있다. 보통 여자는 생리주기가 30일에서 약간 오차가 있고, 남자는 호르몬 분비주기가 35일에서 몇 일 오차를 나타내고 있다.

30일을 기준으로 했을 때 생리 전 7일, 생리 후 3일은 다이어트에 영향을 미치지 않는다. 다이어트 공백기라고 하는 이 기간은 어떤 다른 운동보다도 스트레칭을 하면 가장 효과적이다.

스트레칭은 다른 운동과는 달리 부상의 위험성이 전혀 없으며, 남자와 여자 모두 공통적으로 10일 정도를 하여야만 다이어트 효과가 있다고 할 수 있다. 그러므로 생리를 기준으로 10일(전 7일, 후 3일)은 스트레칭을 하는 것이 다이어트에 가장 효과적이다. 실제로 스트레칭만 4주 동안 매일 90분을 한 여성은 5kg이상 감량했다.

소아마비 스트레칭

환경 호르몬과 질병의 종류는 산업이 발달하면서 더욱더 늘어나고 있다. 현대인들이 운동을 멀리하고 인스턴트 식품과 술, 담배를 많이 접하면서 선천적, 후천적 장애를 가지고 태어나는 아이가 늘어나고 있다는 통계가 매체를 통해 보고되고 있다. 이것은 소도시라고 해서 예외가 아니다.

대부분의 소아마비 환자는 걷기를 싫어하고 대인기피증이 있다. 그러나 2년 전부터 필자가 소아마비 환자를 상대로 스트레칭을 시켜본 결과는 너무나 놀라웠다.

다음 내용은 2002년부터 2005년까지 다이어트와 스트레칭 12명, 소아마비 스트레칭 8명, 성장 스트레칭 10명을 대상으로 하여 필자가 1:1로 테스트한 결과이다. 혹시 그 결과가 다른 책이나 이 분야에 대해 배웠던 내용과 약간 다를 수 있을 것이다. 그러나 필자는 직접 2002년부터 4년 동안 다이어트 · 소아마비 · 성장 스트레칭을 사람들에게 지도하였고, 지금도 계속해서 하고 있기 때문에 필자의 보고가 더 현실적이라 생각한다.

필자가 관리한 14세 여학생은 6살 때 하체 관절을 수술했으며, 8년 동안 물리 치료만 했으나 큰 효과를 보지 못하였다. 그러나 병원에서 검사를 한 후 6개월 동안 꾸준히 스트레칭 운동을 매일 60분씩 했더니 상태가 호전되었다. 6개월 후 소아마비 전문의사에게 검사한 결과 8년 동안 물리 치료를 한 것보다 6개월 동안 스트레칭을 한 것이 더 효과적이었다는 소견을 들었다. 지금은 그 여학생이 체육 시간에 친구들과 장난도 치고 가끔은 운동장에서 뛰어 놀기도 하는 모습을 보면 무척 놀랍다.

소아마비 환자의 경우 스트레칭 동작을 매번 40초 정도 유지해야 한다. 일반적으로 한 동작에 15~20초를 유지하라고 하지만, 직접 경험해 보니 동작 한 개당 40~50초가 가장 적당하였다.

일반인은 근육이 경직되어서 스트레칭을 하지만, 소아마비 환자는 근육이 굳어 있기 때문에 동작 하나에 2배 이상의 시간을 들여 스트레칭을 해야 한다. 그리고 혼자 힘으로는 스트레칭을 하기가 불가능하기 때문에 스트레칭 동작 시 보조를 해 주어야 더 많은 효과를 얻을 수 있다. 스트레칭 전후에 수분 섭취는 필수이다.

성장 스트레칭

한창 커가는 아이들을 쑥쑥 성장하게 하려면 성장판에 자극을 주고, 성장 호르몬이 제대로 분비될 수 있도록 규칙적인 운동을 하게 하는 것이 좋다. 규칙적인 운동으로는 키 크기에 유리한 맨손 체조, 스트레칭, 걷기, 가벼운 달리기, 수영 등이 있다.

현재 초등학교에 다니는 자녀를 둔 학부모들이라면 자기 자식이 다른 아이보다 키가 크기를 원하며, 만약 자녀가 보통 아이들보다 키가 작다고 생각하면 온갖 방법을 가리지 않고 키를 자라게 하는 데 목숨을 걸 것이다. 얼마 전 대중매체를 통하여 키 크는 수술을 하거나 성장 호르몬 주사를 맞는 사례를 보았다. 하지만 이는 한계가 있고, 근본적인 해결은 될 수 없다.

일반적으로 키는 유전이 30%, 환경이 70% 영향을 미친다고 한다. 그런데 부모의 생활 습관, 즉 좋아하는 음식, 행동 양식은 자식이 거의 100% 닮는다고 볼 수 있다. 만약 아버지가 키가 작은데 돼지고기를 좋아하고 생선을 싫어하면 대부분 자녀도 그 성향을 닮아서 키가 작다.

다음 예는 필자와 함께 4년 동안 스트레칭과 수영을 병행한 두 학생의 경우이다.

두 학생의 부모(엄마 165cm, 아빠 160cm)는 자신들의 키가 너무 작아 아이들도 키가 작을까봐 걱정을 많이 하였다. 그들은 먼저 아버지가 키가 작은 이유로 아버지를 닮은 아들의 생활환경을 바꾸어 주었다. 아버지를 닮아 채식을 싫어하고 고기 반찬을 좋아하고 물놀이를 싫어하는 아들에게 식단을 채식 위주로 바꾸어 주고, 수영을 시작하면서 스트레칭을 병행하게 하였다. 당시 아들은 7세, 딸은 6세였는데, 3개월 동안 매일 수영 한 시간과 스트레칭 한 시간을 하게 했더니, 남자 아이는 무려 12cm, 여자 아이는 8cm나 컸다.

스트레칭은 대개 오전 10시 이전과 자기 전에 많이 하며, 주로 무릎 관절을 눌러 주거나 양 다리를 잡아서 들어 주는 동작과 함께 병행하게 했더니 놀라운 결과를 얻게 되었다. 지금은 각각 11세, 9세인 이 아이들은 4년이 지난 지금도 수영과 스트레칭을 병행하고 있으며, 또래 친구들보다 더 키가 크다.

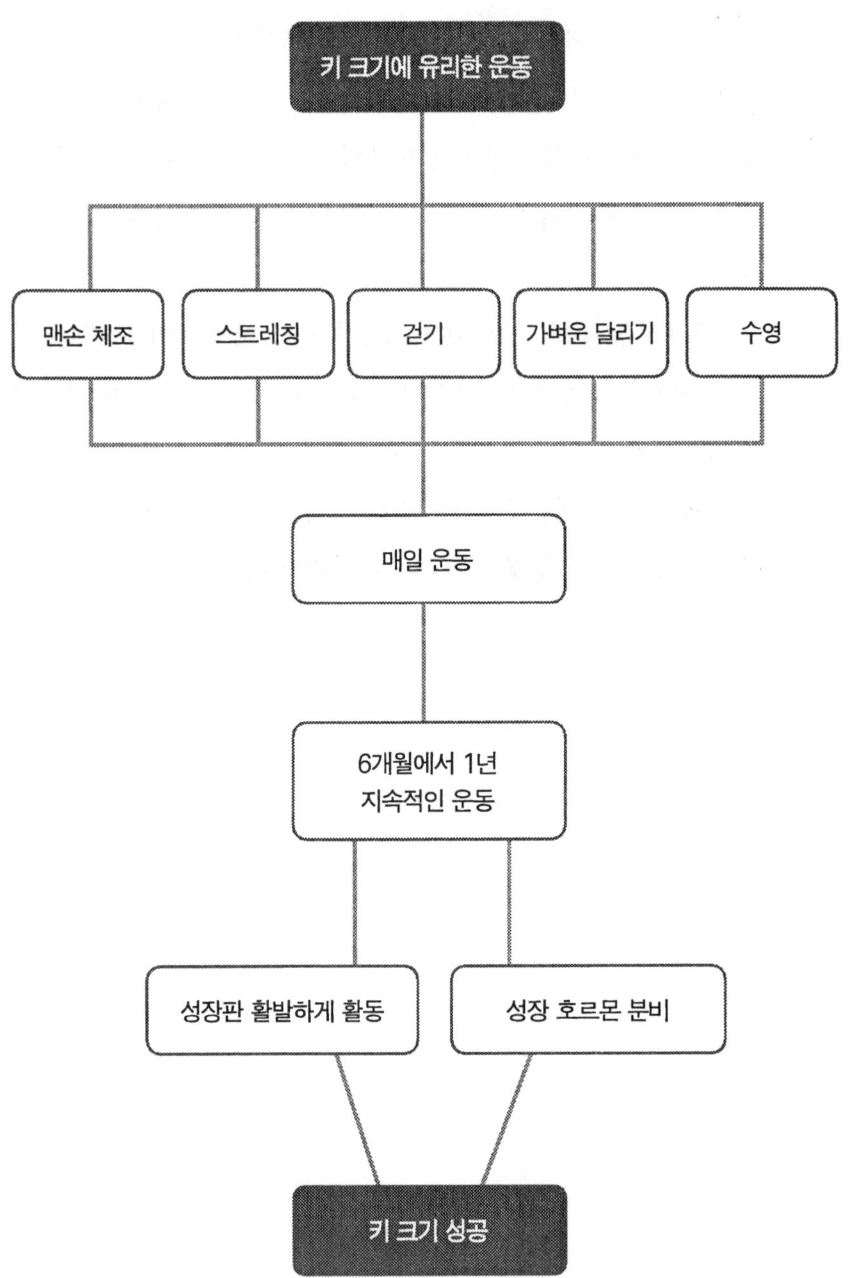

키 크기에 유리한 운동
맨손 체조
스트레칭
걷기
가벼운 달리기
수영
매일 운동
6개월에서 1년
지속적인 운동
성장판 활발하게 활동
성장 호르몬 분비
키 크기 성공

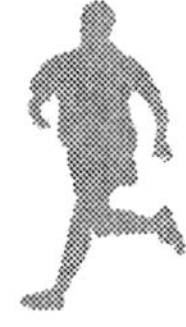

모든 운동에 적용되는 기본적인 법칙인 자극, 반응, 적응 이야기

인체는 우리들이 알지 못하는 동안에도 스스로 알아서 움직이는 자동적인 시스템을 가지고 있다. 그리고 언제, 어디에서나 톱니바퀴에 맞물려 돌아가는 기계처럼 항상 원리와 법칙에 의해 생존하고 있다.

움직임이 일어나는 모든 현장에서 신체는 자극, 반응, 적응에 의해서 지배를 받는다. 일반적으로 인체는 자극에 반응하면서 느리게 혹은 빠르게 적응되어 간다. 그래서 인간은 지구상 어떤 동물보다도 환경에 빠르게 적응하고 있다.

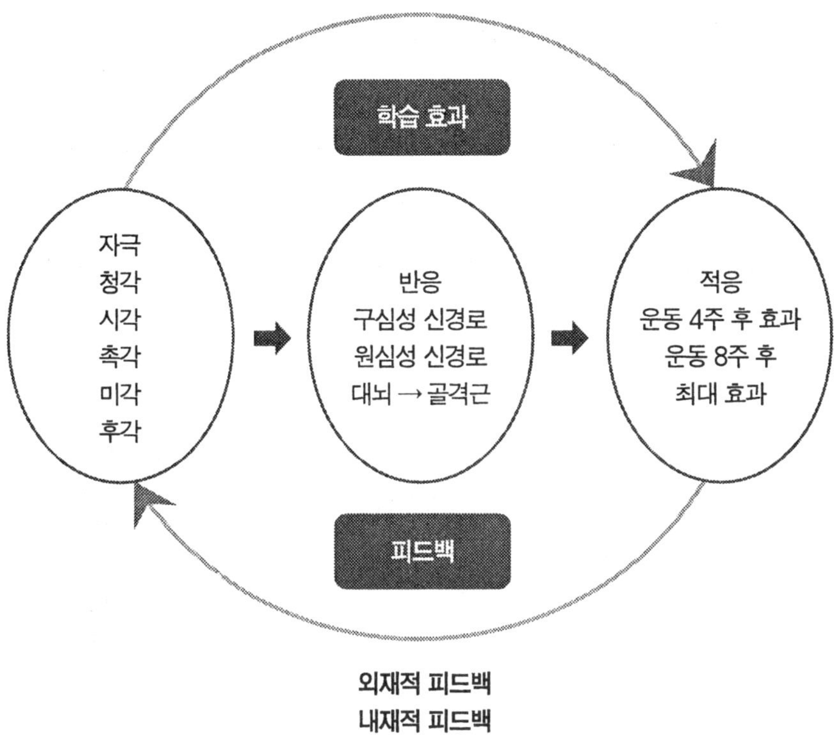

모든 인간이 스포츠 현장은 물론 일상생활에서도 자극, 반응, 적응에 의해 움직인다고 하여도 지나친 말이 아니다. 많은 스포츠 종목이 호루라기, 버저, 총 등으로 소리를 내어 선수들에게 경기 시작 또는 출발을 알린다. 이것은 신체적 자극 중에서도 청각을 이용하고 있는 경우이다. 선수들은 이러한 자극에 빠르게 반응해야 다른 사람보다 앞설 수 있다.

신체적 자극에 반응하는 시간을 측정하는 것을 전신 반응 측정이라고 하는데, 이를 위해 주로 시각적 자극, 청각적 자극을 많이 사용한다.

　예전에 경쟁 관계에 있던 세계적인 100m 달리기 선수인 캐나다의 밴 존슨과 미국의 칼 루이스의 예를 들어본다. 이 두 사람은 국제 시합에서 항상 1, 2위를 다투면서 경쟁하였는데, 100m 달리기

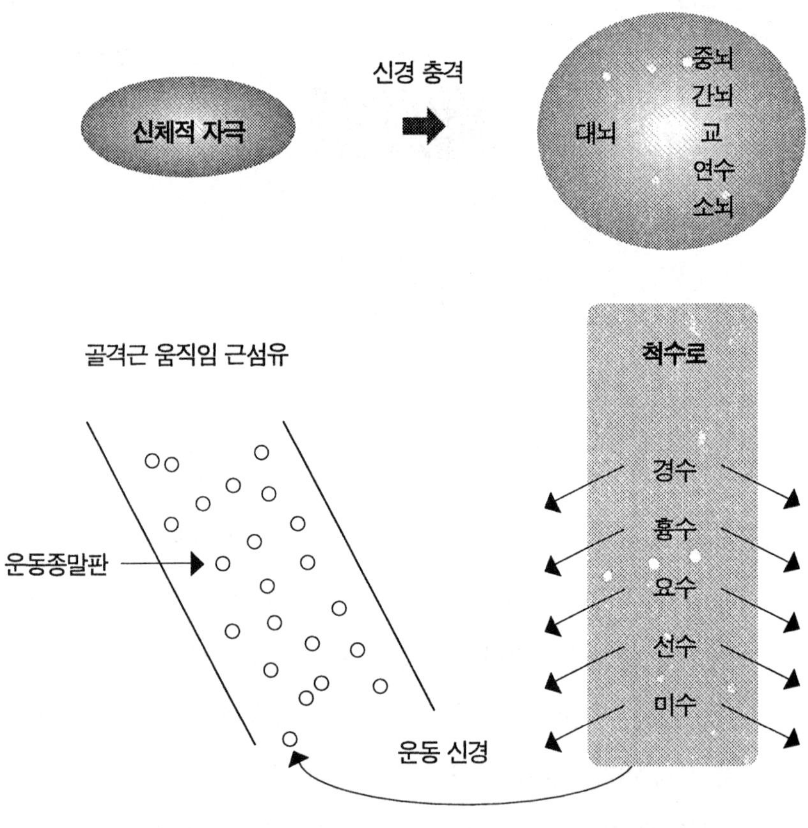

출발을 알리는 총소리의 자극에 대한 신체 반응에서는 캐나다의 밴 존슨이 언제나 앞섰다. 밴 존슨은 청각적 자극에 의한 신체 반응 속도가 0.2초대였고, 칼 루이스는 0.3초대였다. 두 사람이 100m 달리기를 하면 출발은 밴 존슨이 빨랐고, 중반 이후부터는 칼 루이스가 앞서는 장면이 많이 보였다.

체육 현장에서 신체적 자극에 의한 신체 반응 속도는 승패를 좌우할 정도로 중요하며, 운동 신경 경로와도 밀접한 관계가 있다. 우리 인체에 신체적 자극이 오면 신경 충격으로 이어져서 대뇌로 연락이 된다. 연락을 받은 대뇌는 재빠르게 자극을 분석한 다음 신경 계통을 통해 명령한다. 대뇌에서 내린 명령은 척수로를 통해서 운동 신경으로 전달되며, 운동 신경계와 함께 하는 근육의 종말판을 통하여 골격근을 움직인다.

그러나 신체적 자극에 인체가 반응하고 적응하는 데는 많은 시간이 걸린다. 운동 초보자, 운동을 꾸준히 규칙적으로 한 사람, 운동선수에 따라 개인차가 심하다. 초보자를 기준으로 이야기하면 운동을 시작하여 4주가 되면 효과가 나타나고, 8주 후가 되면 최대 효과를 얻을 수 있다.

따라서 초보자는 운동을 시작 한 후 8주 이상은 되어야 신체가 적응을 한다. 어떤 운동이든 반드시 합리적이고, 효과적인 적응이 뒤따라야 한다.

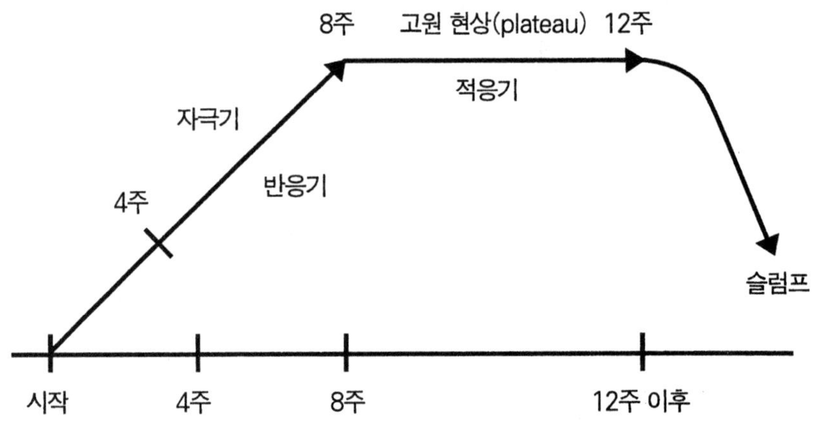

운동 원리란 신체 적응 법칙의 한 부분이다. 신체 적응 단계는 다음과 같다.

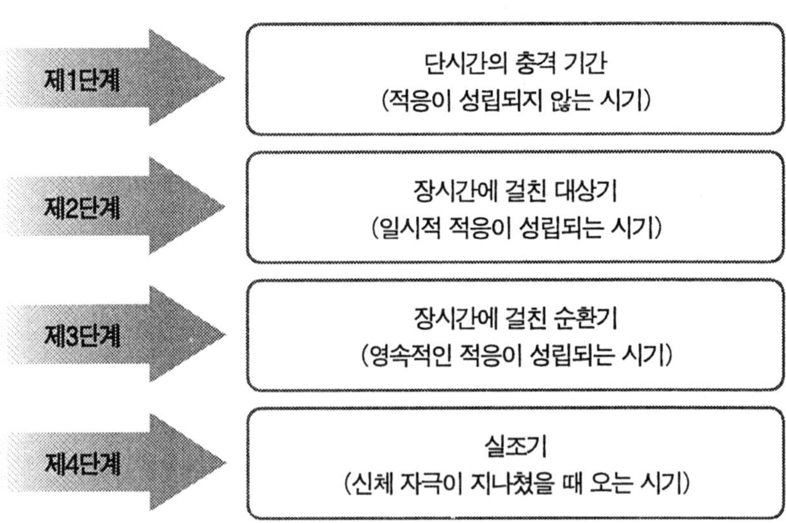

8주 후 적응기를 거쳐 신체가 완전히 적응하면 신체 발달과 증대 현상이 나타나지 않는다. 이럴 때는 다음과 같이 간단히 생각하면 된다.

몸이 아파서 병원에 가면 의사가 처방전을 써 주는데, 그 처방전에 신체가 적응하면 더 이상 효과가 나타나지 않는다. 그러면 의사는 다른 약으로 처방전을 내려 준다. 운동도 이와 같아서 같은 종목을 계속하여 신체가 적응을 하면 더 이상 신체 발달과 증대 현상이 나타나지 않는다. 그때는 운동 처방을 바꾸어 주면 된다.

운동 처방은 시간, 빈도(횟수), 강도(중량, 부하) 세 가지 중에서 하나라도 바꾸면 된다. 예를 들어, 세 가지 중에서 시간을 택하였다면 운동 시간을 늘리면 된다.

▶ 맞춤 운동 처방 방법

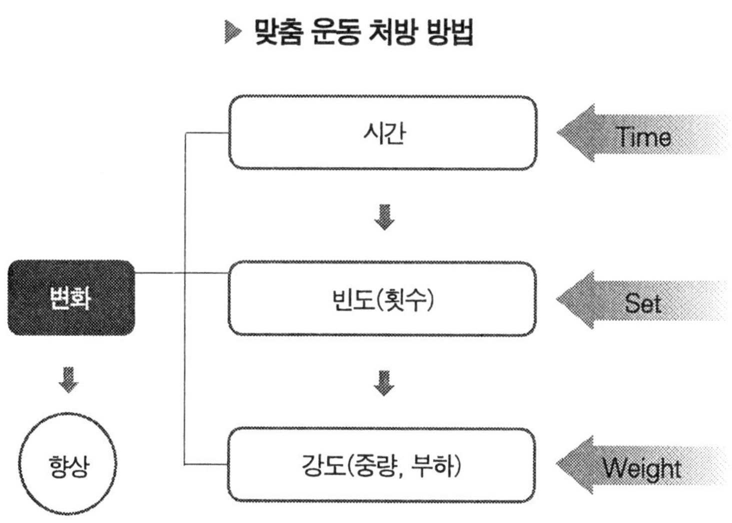

운동을 시작하는 초보자는 '자극, 반응, 적응'이란 법칙 때문에 8주 이상 운동을 하여야 체력이 향상되고 건강 수명도 늘어나므로 인내가 필요하다. 12주, 6개월, 1년 이상 운동을 하면 오히려 운동 중독증세가 나타날 수 있으므로 조심해야 한다.

운동 중독 증세는 운동을 하면 신체적, 정신적, 심리적으로 편안함을 느끼지만, 하루라도 운동을 하지 않으면 불안감을 느끼거나 신체 이상 증상을 느끼는 현상이다. 이러한 현상이 나타나면 운동 중독 증세가 아닌가 의심하고, 신체에 무리가 가지 않는 범위에서 운동을 계속 하면서 신체적, 정신적, 심리적으로 여유를 갖는 것이 중요하다.

운동 중독 증세가 심해지면 신체에 이상이 생겨도 운동을 해야 하는 지경에 이른다. 발목, 무릎, 허리가 아프거나 신체 각 부위에 통증이 있어도 운동을 하여야 심리적으로 안정이 되므로, 운동 중독 증세가 계속되면 심각한 신체적 문제를 초래할 수도 있을 것이다. 그러므로 루우라는 학자가 이야기하였듯이 "운동은 적당히 하면 신체가 발달하고 증대하지만, 운동을 하지 않으면 퇴화되고, 지나치게 하면 파괴된다."라는 말을 새겨들어야 한다.

몸에 좋다는 운동도 적당히 자신의 능력에 맞추어서 하는 것이 중요하며, 남이 다르게 운동한다고 따라 하면 잘못되어 버릴 수가 있다.

운동을 하면 신체가 자극, 반응, 적응의 순서대로 반복적으로 피드백을 하면서 적응하는데, 일반적인 학습 효과에서도 그러하듯이 피드백 효과는 대단히 중요하다. 신체 운동에서 피드백 내용을 살펴보면 내재적 피드백과 외재적 피드백으로 크게 나눌 수 있다.

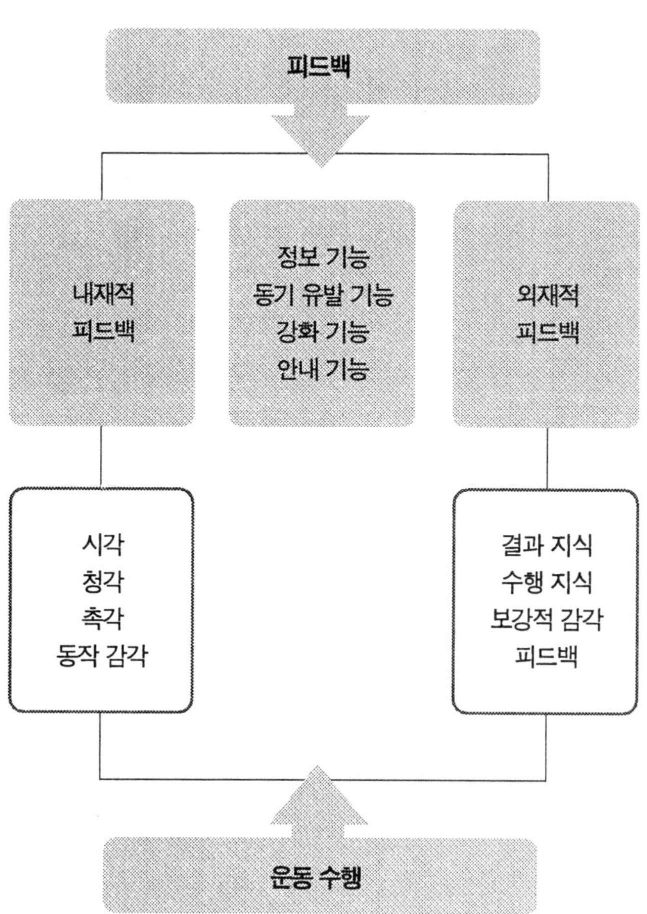

반복적이고, 지속적으로 운동하는 사람들은 운동 과정에서 무엇을 해야 할 것인가, 무엇을 하면 안 되는가, 무엇을 하고 있는가에 대한 정보를 피드백으로 알게 된다. 잘못된 운동 방법은 수정하고, 올바르고 정확한 방법으로 운동할 수 있도록 스스로 운동 감각 피드백을 감지하여 활용함으로써 정확한 운동 수행에 대해 자신감을 가진다.

따라서 모든 운동 현장에 적용되는 기본 법칙인 자극, 반응, 적응에 의한 피드백 학습 효과를 충분히 이해한 후 자기 능력에 맞는 맞춤 운동으로 인생을 스스로 즐기면서 행복지수도 높이고, 건강 수명도 늘리도록 하자.

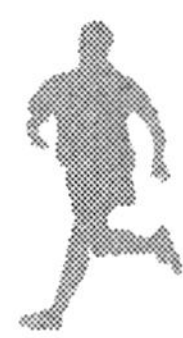

먹는 대로 살로 가는
영양 이야기

우리나라 사람들의 전체 사망 원인 1위는 암이다. 그 뒤를 이어서 심장에 관계된 질병들과 새로운 재앙이라고까지 불리는 당뇨병 등 수많은 질병들이 우리를 위협하고 있다. 그러나 이러한 질병도 올바른 식습관으로 예방할 수 있다.

예를 들어, 마늘은 암을, 콩은 당뇨병을 예방하고, 고등어는 심장병을 예방하는 동시에 DHA(도코사핵사엔산)를 다량 함유하고 있어 머리를 좋게 해준다. 호두는 노화를 지연하고, 부추는 활성산소를 해독하며 정력을 북돋운다. 보리는 남자들의 정력을 보강해

주므로 힘의 상징인 고대 로마 검투사들이 체력 보강 음식으로 애
용하였는데, 검투사들의 또 다른 이름이 '보리를 먹는 사람'이었
다고 한다. 버섯은 다이어트에 좋고, 김은 비타민 A가 많아서 눈
을 보호하며, 계란 노른자는 뇌 활동에 필요한 레시틴이 풍부하
다. 풋고추는 면역을 강화하는 비타민 C가 풍부하여 신체로 들어
오는 세균에 대항하는 능력을 높여 질병 치유에도 효과적이다.

　사실 우리가 매일같이 먹는 음식물은 성분이 몸의 구성 성분과
비슷하다. 그러므로 인체는 음식물에 들어 있는 탄수화물, 지방,
단백질, 무기질 및 비타민을 필요로 하는데 이를 5대 영양소라고
한다.

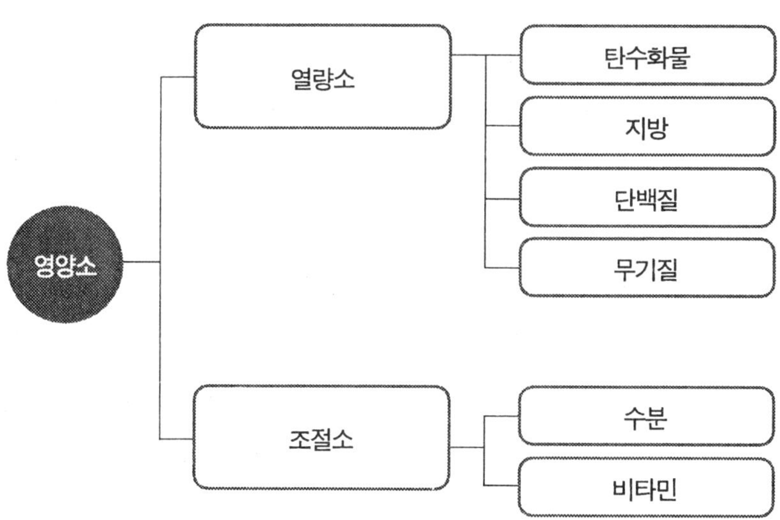

▶ 신진대사 작용별로 본 영양소

3대 영양소라고 불리는 탄수화물, 지방, 단백질의 적당한 섭취 비율은 탄수화물이 4, 지방이 1, 단백질이 1이다. 이것은 건물을 견고하게 짓기 위해 시멘트와 자갈 및 모래를 일정한 비율로 맞추어 섞는 것과 같은 논리이다. 건물을 튼튼하게 짓는 것과 마찬가지로 우리도 항상 영양소가 적당한 비율로 들어있는 밥상으로 건강수명을 늘려나가야한다.

체내로 들어온 탄수화물은 분해 과정에서 당질로 소화, 분해되어 포도당(glucose)이 된다. 신체 운동 시 사용되는 에너지원은 포도당 중에서도 단당류에 속하는 6탄당이다. 체내 해당 반응에서 포도당이 에너지를 발생하는 경우 산화, 탈수소, 탈수, 분자 내 전환 등이 이루어지고, 끝으로 물과 이산화탄수로 분해된다. 이 과정에서 나타나는 것이 해당 과정과 산화 과정이다.

해당 과정에서는 산소 공급 없이 수행되는 무기적 분해 반응으로 글리코겐 또는 포도당이 분해되어 피루빅산이 되고, 피루빅산에 산소 공급이 안 되면 젖산이 생성된다. 이때 젖산은 몸 안에 축적되어 피로 물질로 남기 때문에 다음날 피로 물질인 젖산이 축적된 신체 부위에는 피로감, 통증, 결림, 아픔 및 뻐근함이 나타난다. 더 심할 경우에는 몸살로 이어진다. 그러나 산화 과정에서는 산소가 충분히 공급되어 유기적 분해 반응으로 글리코겐 또는 포도당이 분해되고, 피루빅산이 충분한 산소 공급으로 크렙스 회로로 들어가서 나올 때는 물과 이산화탄소가 생성된다. 신체 내에 만들어지는 포도당의 입체 구조는 다음과 같다.

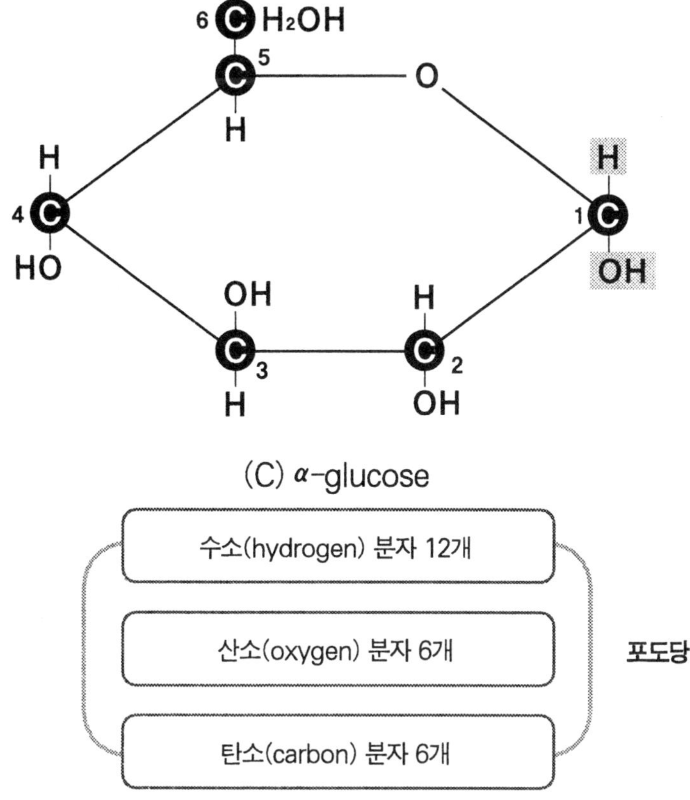

(C) α-glucose

세계보건기구에서는 "영양이란 생명체(인간 또는 모든 생물)가 생명을 유지하고, 성장·발육하기 위해서 외부로부터 여러 가지 물질을 섭취하여 건강한 체조직을 구성하고 에너지를 발생시켜 생명을 유지하는 과정이다."라고 정의하였다.

영양은 개인, 가족, 집단, 국가, 민족들의 건강 관리를 위한 기본 조건이며, 인간의 성장과 체격을 결정하는 유전적 요인으로 경제,

사회, 문화적 환경 등의 후천적 요인에 영향을 받는다.

사람은 물론 모든 동물들은 생명을 유지하고, 건강한 일상생활을 영위하기 위해 필요한 물질을 섭취하여 체성분을 조성하고, 에너지를 발생시켜 일상생활을 영위하는데, 이러한 작용 또는 이를 위해 필요한 성분을 함유한 음식물을 영양이라고 한다. 그리고 영양소라 하면 탄수화물, 지방, 단백질, 무기질 및 비타민 등을 말한다.

5대 영양소 중에서 탄수화물은 탄소, 수소, 산소 원자로 이루어진 화합물이며, 주된 역할은 수억 개의 세포에 계속적으로 에너지를 제공하는 것이다. 탄수화물은 장시간 산소를 충분히 공급받으면서 하는 운동에 꼭 필요한 에너지원이다. 예를 들어, 30분 이상 달리기를 하면 주 에너지원으로 탄수화물이 이용되는데, 체내 화학적 반응에 의해 근육 중에 있는 글리코겐이 사용된다. 이때 근육의 글리코겐이 부족하면 간에 저장되어 있던 글리코겐이 포도당으로 바뀌어 근육으로 운반된 후에 부족한 근육의 글리코겐을 충당해 준다. 충당된 글리코겐마저 다 쓰고 나면 체내 지방이 에너지원으로 이용된다. 체내 지방은 지방산으로 바뀌었다가 포도당으로 다시 바뀌면서 글리코겐을 제공한다.

이와 같은 원리에 따라 장시간 운동을 하는 선수들은 시합 때가 다가오면 2주 전이나 10일 전부터 각종 영양소 중에서 탄수화물 섭취량을 80% 이상으로 높여 근육이나 간의 글리코겐 저장량을 늘려서 시합 때 신체적 능력을 극대화시킨다. 또한 탄수화물은 섭취 후 2시간이면 완전히 소화가 되지만, 단백질은 3시간 정도, 지방은 4시간 이상 지나야 충분히 소화되기 때문에 시합 전이나 시합 때 운동선수들의 식단은 탄수화물 위주로 구성된다.

그러나 무조건 탄수화물 위주의 식단이 비만이나 성인병을 예방할 수 있다고 믿는 것은 크게 잘못된 생각이다. 탄수화물 섭취량을 늘리면서 평소에 적당한 신체 활동을 하지 않는다면 근육의 글리코겐 저장 능력이 한계에 도달하고, 초과한 글리코겐은 포도당에서 다시 지방으로 전환되어 비만을 불러오기 때문이다. 일반적으로 성인이 하루에 저장할 수 있는 글리코겐의 양은 약 350g 정도이며, 이 중에서 100g 정도가 간에 저장되고, 250g 정도가 근육에 저장된다.

미국이나 유럽 사람들의 식사는 약 50%가 탄수화물로 이루어지는데, 금세기에 들어서 녹말 소비량이 30% 감소한 데 비하여 설탕 소비량은 같은 기간 동안 31%에서 50% 이상으로 증가하였다. 이는 충치와 관상동맥성 심장병과 같은 심장 관련 질환이 증가한 원인 중 하나로 보인다.

우리나라 사람들은 식사의 약 70% 정도가 탄수화물로 구성되어 있으며, 이 중에서 90% 이상을 곡류, 두류, 감자류의 녹말에서 탄수화물을 섭취하고 있다. 따라서 아직까지는 우리나라 사람이 서양인에 비해 각종 성인병에 걸릴 확률이 낮다고 하겠다.

옛말에 "살찐 돼지는 새끼를 낳지 못한다."라는 이야기가 있다. 이것은 아무리 돼지라도 몸에 지방이 너무 많으면 새끼를 낳는 데 문제가 생긴다는 것으로 그 이유는 변비와 생리불순이 생기기 때문이다. 게다가 피부까지 거칠어진다.

인체는 대단히 정확하고 간사스럽다. 옛날 고대 히포크라테스는 "인간은 여름에는 천천히, 겨울에는 빠르게 걷는다."고 하였고, 르네상스 시대의 레오나르도 다 빈치는 "사람이 한 쪽 다리로 설 때는 반대 되는 팔 혹은 다른 부분을 반대 방향으로 펴도록 하여 평형을 취한다."고 하였다. 이런 말들은 대뇌의 명령에 따라 몸이 활동하거나 적응한다는 사실뿐만 아니라 몸이 스스로 알아서 주어진 환경에 적응한다는 것을 알려준다.

현대 우리나라 여성들은 유행에 민감해 봄이나 가을, 겨울 같은 날씨에도 배꼽 티나 미니스커트를 입고 다닌다. 한낮에는 상관이 없지만, 초대형 에어컨을 가동하고 있는 음식점이나 카페에 들어갔을 때 또는 날씨가 쌀쌀해진 밤이나 이른 아침 무렵에는 피부가 추위를 느끼면서 체지방을 축적한다.

노출된 피부가 추위를 느끼면 우리 몸은 순식간에 지방을 모아 체온을 유지하려고 한다. 따라서 추위에 노출된 피부에는 자동적으로 체내 균형을 유지하기 위해서 체지방이 쌓이게 된다.

체지방은 신체 활동을 꾸준히 하면 쌓이지 않지만, 게으름을 피우고 신체 활동을 적게 할수록 많이 쌓인다. 예를 들어, 우리나라 성인이 하루에 먹는 음식물의 열량이 보통 2,500~3,000kcal라고 하면, 에너지 대사나 신체 활동으로 2,100~2,600kcal을 사용하고, 나머지 350~400kcal이 체지방으로 남게 되어 비만의 원인이 된다. 그러므로 하루 동안에 체내에 남아도는 350~400kcal을 어떠한 방법으로든 태워서 없애야 체지방이 없어진다.

지방은 평소에 비만을 유발하면서 각종 성인병을 일으키는 원인으로 인식되어 왔다. 그러나 모든 종류의 지방이 몸에 해로운 것은 아니며, 오히려 각종 성인병을 예방하는 효과가 있다는 연구보고가 최근에 발표되었다.

지방은 체내에 저장되는 형태라고 할 수 있는 중성지방, 복합지질, 유도지질의 세 가지로 크게 분류할 수 있다.

중성지방은 1분자의 글리세롤과 3분자의 지방산이 결합된 형태로, 대부분은 지방 조직에, 일부는 혈액 중에 존재한다. 복합지질에는 인지질, 당지질, 지단백질 등이 있으며, 유도지질에는 글리세롤, 지방산, 콜레스테롤 등이 있다. 이 중에서 지방산은 체내에서 직접적인 에너지원으로 이용된다.

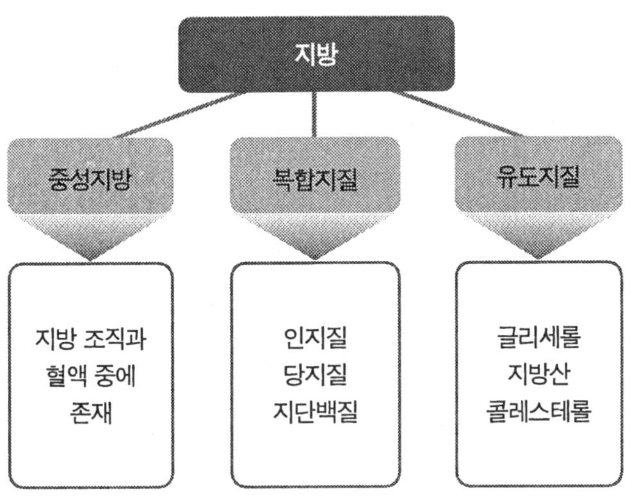

일반적으로 지방은 유지라고 하는데, 상온에서 액체 상태로 있는 것은 기름으로서 주로 식물성이며, 고체 상태의 것은 굳은 기름으로서 주로 동물성이다. 그리고 지질을 구성하는 탄산 결합의 형태에 따라 포화 지방산과 불포화 지방산으로 구분한다.

포화 지방산은 탄소 분자에 수소를 포함하고 있고, 융점이 높은 특성이 있어 상온에서 주로 고형이며, 동물성 지방에 많이 포함되어 있고, 혈중 콜레스테롤을 높이는 경향이 있다.

불포화 지방산은 탄소가 이중 결합을 이루어 탄소에 수소가 완전히 포화되지 않는 것으로서 주로 액상이며, 식물섬유 또는 어류에 많이 포함되어 있고, 혈중 콜레스테롤을 감소시키는 성질이 있다.

그러나 동물성이라고 해서 무조건 포화 지방산은 아니며, 식물성이라고 해서 모두가 불포화 지방산은 아니다.

포화 지방산과 더불어 콜레스테롤은 동맥경화, 허혈성 심질환, 고혈압, 뇌졸중 등 순환계 질병을 일으키는 주범으로 잘 알려져 있다. 콜레스테롤이 많은 식품으로는 달걀노른자, 쇠고기, 새우, 오징어, 문어, 장어 등이 있다. 달걀노른자 1개에 270mg의 콜레스테롤이 있다고 볼 때 달걀노른자를 1개 먹으면 하루 200mg의 콜레스테롤이 사용되고, 나머지 사용되지 않는 70mg의 콜레스테롤은 우리 몸에 축적된다. 따라서 운동을 하지 않는 일반인이라면 하루에 1개 이상의 달걀은 섭취하지 않아야 한다.

평소 식당에 앉아서 음식을 기다리면서 심심풀이로 나오는 메추리알도 무심코 몇 개 먹었다가는 큰 낭패를 당할 수 있다. 왜냐하면 메추리알은 90%가 노른자이고 10% 정도가 흰자이기 때문이다. 90%의 콜레스테롤 덩어리를 몇 개 먹었다면 몸속에 많은 양의 콜레스테롤이 남아돌게 될 것이다. 그러므로 음식점에 나오는 심심풀이 메추리알은 쳐다보지도 말자.

현재 우리나라는 식생활의 서구화 경향으로 혈중 중성지방과 콜레스테롤 수치가 높아져서 고지혈증 발생률이 급격히 증가하고 있다. 특히 초등학생들의 혈중 콜레스테롤 수치가 과거에 비해 급격히 높아져 가고 있어 우려가 된다.

하지만 콜레스테롤은 무조건 나쁜 것만은 아니고, 사실상 인체에 매우 중요한 영양물질이다. 콜레스테롤은 인체의 모든 세포막을 구성하는 재료이며, 지방 소화의 중요한 역할을 하는 담즙산의 주재료이다. 또한 인체의 여러 생리적 조직 작용에 필요한 부신피질 호르몬, 남성 호르몬, 여성 호르몬의 원료이기도 하다. 그러므로 콜레스테롤이 나쁘다고 하여 무조건적으로 동물성 식품을 기피하는 것은 잘못된 생각이다.

3대 영양소라고 불리는 탄수화물, 지방, 단백질 중에서 지방은 탄수화물, 단백질에 비하여 탄소와 수소가 많고 산소 함량이 적으므로 체내에서 산화되는 비율이 커서 에너지를 가장 많이 방출한다. 탄수화물과 단백질은 1g으로 4kcal의 에너지를 방출하지만, 지방은 1g으로 약 9kcal를 낸다.

걷기와 달리기 같은 가벼운 운동이나 적당한 근육 운동을 할 때는 체내에 축적된 탄수화물과 지방의 거의 같은 양이 에너지원으로 제공되지만, 1시간 이상의 긴 운동을 할 때는 지방이 더 많이 사용된다. 나아가 계속해서 운동을 하면 체내 전체 에너지의 90%를 지방이 제공한다.

체내 총 지방의 4% 정도는 심장, 신장, 간, 비장, 뇌, 척수 등과 같은 생명 유지에 절대적으로 필요한 기관을 내적·외적 충격으로부터 보호하고, 각종 스트레스로부터 신체를 보호하는 절연체로서 역할을 한다.

대부분의 지방 필요량은 일상생활 속에서 자연스럽게 섭취해야 한다. 지방 섭취량이 너무 낮으면 건강을 해칠 수 있으므로, 1일 총 칼로리 섭취량의 10% 내지 15%를 지방으로 섭취하는 것이 좋다. 아마인유나 올리브유를 한 큰 술 먹거나 땅콩을 한 주먹 먹으면 인체 성장과 피로 회복 및 일상생활의 건강을 위한 필수 지방산을 섭취할 수 있다.

필수 지방산의 중요성은 세계 여러 생리학자들의 연구결과에서 계속 발표되고 있는 실정이다. 필수 지방산은 오메가-3, 오메가-6, 감마-리놀레산으로 이루어진 복합류를 한 큰 술 먹어도 충분한 효과를 볼 수 있다.

미국 하버드대학교의 프랭크루 교수는 "지방은 우리의 적이 아니므로 무조건 섭취량을 줄이는 것보다는 나쁜 지방 대신에 좋은 지방을 섭취하는 것이 중요하다."라고 말하였다. 특히 여성들은 곡선미를 가꾸고, 태아를 보호하고 키우는 어머니로서 중요한 역할을 하여야 하기 때문에 적당량의 지방을 섭취할 필요가 있다.

이와 같은 내용들을 살펴볼 때 적당한 지방 섭취는 반드시 필요하므로, 본인 스스로가 지혜롭게 지방을 섭취하여 건강한 삶을 유지해야 할 것이다.

단백질은 근육 조직의 회복과 성장에 필수적이며, 단백질에서 나온 아미노산은 체세포의 구성 성분이다. 단백질이라는 영양소가 없다면 내장 기관, 머리카락, 손톱, 면역 체계를 비롯한 기타 여러 가지 신체 조직이 유지될 수 없다.

단백질의 구조는 탄수화물, 지방과 비슷하다. 단지 큰 차이는 단백질 분자의 약 6%가 질소로 이루어져 있으며, 모든 동물이나 식물의 세포 내에서 발견된다는 것이다.

동물은 과일이나 채소와 같은 식물에서 섭취한 단백질에 의존하거나, 육류나 계란, 우유와 같은 동물성 부산물에 들어 있는 동물성 단백질에 의존한다. 식물은 흙 속의 질소를 흡입하여 그들 자신의 특별한 단백질을 만들어 내기 때문에 동물보다 광범위한 아미노산 합성 능력을 갖고 있다. 이러한 동물과 식물의 재순환 과정을 질소 순환이라고 한다.

우리나라 사람들의 영양 권장량을 보면 20세에서 49세까지의 성인 남자에게 하루에 필요한 단백질량은 80g이다. 이 중에서 동물성 단백질은 최소한 30%를 섭취하라고 권장하고 있는데, 넉넉잡아 30~50%로 본다면 25~40g의 동물성 단백질이 필요하다. 이것을 날고기로 환산한다면 125~200g이다. 어린이나 노인들을 포함한 5인 가족의 경우 하루에 약 한 근의 고기를 먹어야 한다는 이야기이다.

그러나 동물성 단백질은 고기뿐 아니라, 생선, 건어물, 조개류, 유제품, 유가공품 등에서 다양하게 공급할 수 있으므로 매일 고기를 먹을 필요까지는 없다. 또한 필요량 이상은 체내에 저장이 불가능하다는 사실을 알고 적절한 식생활 습관을 유지하여야 한다.

특히 우리나라 성인들은 무조건 고단백질 음식을 먹으려 하는 욕심을 버려야 할 것이다. 국내뿐만 아니라 외국에까지 원정 여행을 가서 고단백질 함유 동물들을 가리지 않고 먹어 세계적으로 망신을 시키는 일도 매스컴을 통해 소개된 적이 많이 있는데, 이는 잘못된 지식에서 비롯된 것으로 볼 수 있다.

단백질 섭취량은 수명의 증가와 밀접한 관계가 있다. 예를 들면, 힌두교의 극단적인 채식주의자들이 인도에서 영국으로 이주한 뒤에 악성 빈혈 발생률이 높아졌다는 연구보고가 있다. 이것은 영국에서 살충제를 사용하여 생산한 과일이나 야채를 너무 깨끗이 씻어 먹어 비타민 $B_1 \cdot B_2$의 공급원이 되는 벌레의 알이나, 코발트를 소화시키는 박테리아 효소를 섭취하지 못했기 때문이다.

미국의 경우에 과거 80년 동안 국민 평균 수명이 40%나 높아진 원인은 붉은 고기, 생선, 닭고기류의 소비량이 꾸준히 증가한 것과 관련이 있다. 일본의 경우에는 2차 세계대전 후 평균 수명이 50세 미만, 하루 단백질 섭취량이 17g이었는데, 현재는 단백질 섭취량이 10~50g 더 늘면서 세계 최장수 국가가 되었다.

동남아시아나 아프리카 후진국, 북한 등지에서 어린이들이 못먹어서 죽어 가는 장면이 적지 않게 매스컴에 오르고 있다. 이러한 나라 어린이들은 단백질 섭취량이 부족하여 성장 장애, 신체적 소모, 저항력 감소, 저혈압, 빈혈, 부종, 마른버짐 등이 나타난다. 단백질 섭취량이 낮은 동남아시아나 아프리카 후진국 국민의 평균 수명은 아직도 50세 이하이다. 그곳에서는 40세가 넘는 사람들을 우리나라 환갑 노인처럼 취급한다고 한다.

1981년 유엔 세계보건기구와 식량농업기구 영양위원회에서는 과거에 체중 1kg당 단백질 섭취 권장량이 하루 0.57g이던 것을 0.75g으로 대폭 상향 조정하였다.

단백질은 인체가 스트레스를 받을 때에도 필요하다. 스트레스에 대처하기 위해 인체 여러 조직으로부터 이용 가능한 아미노산이 에너지원의 대상이 되고, 동시에 아미노산을 재료로 하여 항체의 생산량을 늘리기 때문이다. 따라서 홍역, 디프테리아, 결핵, 간염 등에 걸리거나, 부상을 입거나, 임신 또는 수유 중인 산모는 하루 권장량보다 많은 단백질을 섭취할 필요가 있다.

우리나라는 2002년 1인당 국민평균소득(GNP)이 8,900달러 정도였는데, 동남아시아를 여행하면서 그곳 사람들이 다른 나라 사람들을 전부 부자들로 인식하고 있다는 사실을 알 수 있었다. 일본의 1인당 GNP는 33,000달러 정도로 우리나라보다 많이 앞서 있었지만, 동남아시아 사람들이 일본인을 대하는 태도는 별로 좋지 않은 것 같았다. 이러한 반응은 우리나라 국민들이 동남아시아 여러 나라를 여행하면서 일본인들보다 사람들을 좋은 감정으로 대하며, 돈을 많이 쓰는 데 원인이 있는 것 같다.

우리나라가 현대에 와서 경제적인 여유가 생기자 일부 사람들은 지나치게 건강을 신경을 쓰고 있다. 무엇이든 건강에 좋다고 소문만 나면 그들에게는 물건이 없어서 못 판다고 한다.

자, 이제는 그러한 일을 하지 말고, 식생활을 바르게 하여 건강하게 오래 살자!

우리 신체 내에서 일어나는 신진대사를 살펴보면 바른 식생활에 대한 답이 나오는데, 간단히 설명하면 다음과 같다.

음식물이 우리 몸속으로 들어오면 산화 과정을 거쳐서 소화되면서 탄수화물, 지방, 단백질, 비타민, 마그네슘, 칼슘, 칼륨, 인, 나트륨 등의 여러 영양소로 나누어지는데, 이때 진행되는 신진대사는 우리 몸을 산성화한다. 계속해서 산화와 환원 과정을 끊임없이 반복적으로 거치면서 자연스럽게 우리 몸이 산성화 체질로 바뀌게 되는 것이다.

몸이 산성화되면 체내 균형이 깨지기 때문에 외부에서 몸으로 들여보내는 음식물들을 되도록 알칼리성 식품으로 섭취하여야 몸을 중성화할 수 있다. 몸이 중성이 되어야 신체가 균형을 유지하고 허약함이나 질병을 방지할 수 있는 시스템을 만들어 낼 수 있다. TV나 각종 매스컴에 나오는 음료수 광고를 자세히 보면 하나같이 자기 제품이 알칼리성이기 때문에 마시면 몸에 좋다고 하는데, 알칼리성 음료수가 몸에 좋은 것은 실제로 옳은 이야기이다.

식품 및 음료수를 섭취할 때 다음 표를 참고하면 좋을 것이다.

알칼리성 식품		
식품명	100g당 칼로리	칼슘 : 인
파슬리	20	1:0.3
무	25	1:0.5
양배추	24	1:0.5
시금치	28	1:0.5
레몬	32	1:0.6
양파	40	1:0.7
바지락	103	1:0.7
두부	58	1:0.7
밀감	40	1:0.9
우유	59	1:0.9
아이스크림	176	1:0.9
당근	51	1:1
파	26	1:1
오이	9	1:1.4
고구마	120	1:1.7
버터	721	1:2

중성 식품		
식품명	100g당 칼로리	칼슘 : 인
청국장	191	1:2.1
사과	45	1:2.3
콩나물	18	1:2.4
어묵	84	1:2.4
검정콩	392	1:2.5
마요네즈	644	1:3
토란	91	1:3.1
밤	245	1:3.3
달걀	156	1:3.6
마늘	84	1:3.7
연근	62	1:4
복숭아	37	1:4.3
바나나	87	1:4.6
가락국수	116	1:5
토마토	33	1:6

산성 식품		
식품명	100g당 칼로리	칼슘 : 인
식빵	270	1:6.2
청어	155	1:7.4
맥주	37	1:8
메밀국수	117	1:8
감자	77	1:8.4
꽁치	162	1:8.6
참돔	101	1:10
죽순	22	1:12.8
물오징어	84	1:24.2
백미	365	1:25
옥수수	124	1:26
고등어	114	1:27.1
베이컨	648	1 :28
쇠고기	146	1:47.5
돼지고기	279	1:47.5
닭고기	135	1:70

이 표는 각 식품이 100g당 포함하고 있는 칼로리를 나타내고, 알칼리성, 중성, 산성 식품을 구별해 놓았으므로, 숙지하여 되도록 알칼리성 또는 중성 식품을 선택하여 섭취하기 바란다. 이 표를 냉장고 앞에 붙여 놓고 가능한 한 알칼리성과 중성 식품으로 식단을 짜는 것도 좋다. 그리하여 산성화된 우리 몸을 중성으로 바꾸어 신체 균형을 이루면서 건강한 삶을 누리자.

알칼리성이나 중성 식품을 선택적으로 먹는다는 것은 '건강을 먹는다' 라는 의미이다. 음식물을 섭취할 때 건강을 먹는다고 생각하자. 그러면 먹는 것에 대한 인식이 새로워질 것이다. 건강한 삶을 위해서 건강을 먹자!

그 이름도 유명한 ATP 이야기

필자가 22년 동안 대학에서 강의한 과목은 운동역학, 트레이닝 방법 및 건강학으로 체육학 가운데서도 자연 과학 분야에 속한다.

자연 과학 교과목 중에서 약방에 감초와 같은 것이 바로 ATP (adenosine triphosphate)이다. 왜냐하면 체내 에너지 대사에 ATP가 없으면 어떠한 신체 움직임이나 신체 운동도 이루어지지 않기 때문이다.

ATP는 영어 단어의 표현에서 알 수 있듯이 아데노신 3인산 고에너지 화합물인데, ATP가 ADP(adenosine diphosphate)로 분해되면서 신체 에너지가 발생한다. 분해된 1분자 ATP가 만들어내는 신체 에너지는 7,000~12,000cal이며, 신체 에너지 대사에서 분해되는 의미는 신체 에너지 발생을 의미한다.

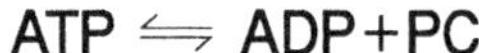

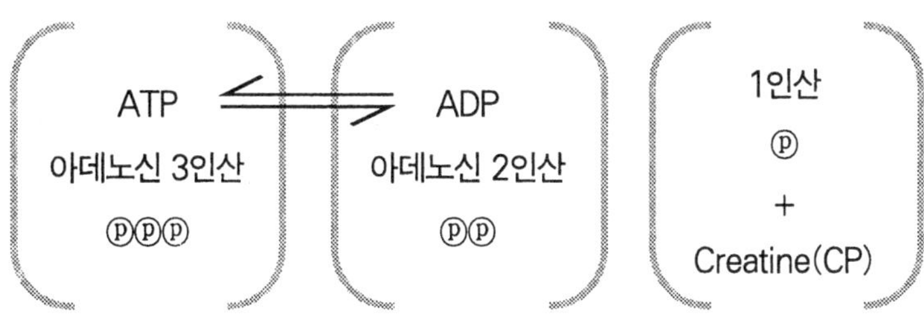

필자는 ATP를 주제로 하는 강의 시간에는 필자가 "그 이름도 유명한" 하면 학생들은 "ATP"라고 큰소리로 답하게 한다. 강의를 듣는 학생들에게 분명하게 입력시키기 위한 방법이다.

사람들은 아침에 잠에서 깨어나 움직이기 시작하는데, 신체 운동의 최소 기본 단위는 움직임이다. 신체 움직임은 곧 근육이 수축함으로써 이루어진다.

근육의 구조를 보면 미세한 섬유로 만들어져 있는 것을 알 수 있는데, 신체 움직임과 신체 운동은 횡무근(골격근)에 의해 이루어지며, 근육과 관절이 붙어서 같이 움직인다.

횡무근의 근육 덩어리를 분해해서 자세히 들여다보면 근속 → 근섬유 → 근원섬유 → 미세섬유(액션세사와 미오신세사)로 점점 미세하게 구분되면서 액틴 필라멘트(actin filament)와 미오신 필라멘트(myosin filament)로 나뉜다. 근육 수축 원리는 근육의 가장 미세한 섬유인 액틴 필라멘트와 미오신 필라멘트가 교차되면서 움직임을 만들어 내는 것이다.

1954년에 헉슬리의 근육 수축 활주설에 의하면 "근육 수축은 액틴 필라멘트가 미오신 필라멘트 쪽으로 미끄러지듯 움직여 서로 교차되면서 이루어진다."라고 연구보고하였다. 이때 액틴 필라멘트를 움직이는 데 필요한 원료가 ATP이다. 신체 운동 시에 사용되는 ATP는 체내 세포 중에서 미토콘드리아(사립체 : mitochondria)에서 만들어지는데, 이 때문에 미토콘드리아를 신체 에너지 동력 공장이라고 한다.

신체 건강을 유지하는 데는 두 가지 운동 방법이 있다. 첫 번째는 최대 운동을 할 때 산소 공급 없이 순간적으로 신체 내 에너지를 빠르게 태우는 방법과, 두 번째는 최대한 운동을 할 때 산소 공급을 충분히 하면서 신체 내 에너지를 최대한 천천히, 느리게 태우는 방법이 있다.

신체 건강을 유지하는 두 가지 운동 방법은 자신의 능력이나 몸 상태에 맞게 선택해야 하지만, 반드시 신체 내 ATP가 사용되는지를 알아야 한다.

첫 번째 운동 방법을 무산소 과정(anaerobic process)이라고 하는데, 체내에 산소를 공급하지 않고 60초 이내에 하는 운동들이 여기에 포함된다. 60초 이내에 끝나는 최대 운동은 순발력, 즉 순간적으로 폭발하는 힘으로 운동을 하여야 하기에 4분자 ATP가 공급된다. 예를 들면, 100m 달리기, 200m 달리기, 110m 허들 달리기, 역도의 인상과 용상 같은 종목이 강력한 순발력이 요구되는 최대 운동이다.

단거리 달리기나 역도 같은 운동 경기는 순간적으로 폭발적인 힘을 내야 하는데 하루에 한 번 힘을 쓰고 나면 끝나는 것이 아니라, 하루에 예선전, 준준결승, 준결승, 결승전을 모두 치러야 하는 종목이다. 그러나 일반적으로 이런 운동은 한 번 시합이 끝나면 계속해서 하루에 또다시 운동을 하기 힘들다고 생각한다.

그러나 사람의 신체는 아주 영리하기 때문에 4분자 ATP를 한 번에 다 쓰지 않고 처음 경기에는 3분자 ATP를 사용하고, 1분자 ATP는 남겨놓는다. 그러면 남겨진 1분자 ATP가 휴식 후 다시 4분자 ATP를 만들어내므로, 하루 동안에 몇 번의 시합을 할 수 있다. 반복적인 휴식을 하면 계속해서 48시간(2일) 동안을 운동할 수 있기에 무산소성 운동은 휴식이 대단히 중요하다. 세계적으로 유명한 보디빌더 선수들은 웨이트 트레이닝 시 보통 1일차 상체 운동, 2일차 복근 운동, 3일차 하체 운동과 같은 주기로 운동 프로그램을 구성한다. 이는 같은 부분은 한 번 운동이 끝나면 2일 뒤에 다시 운동함으로써 48시간 동안 충분한 휴식을 할 수 있도록 하는 원리이다.

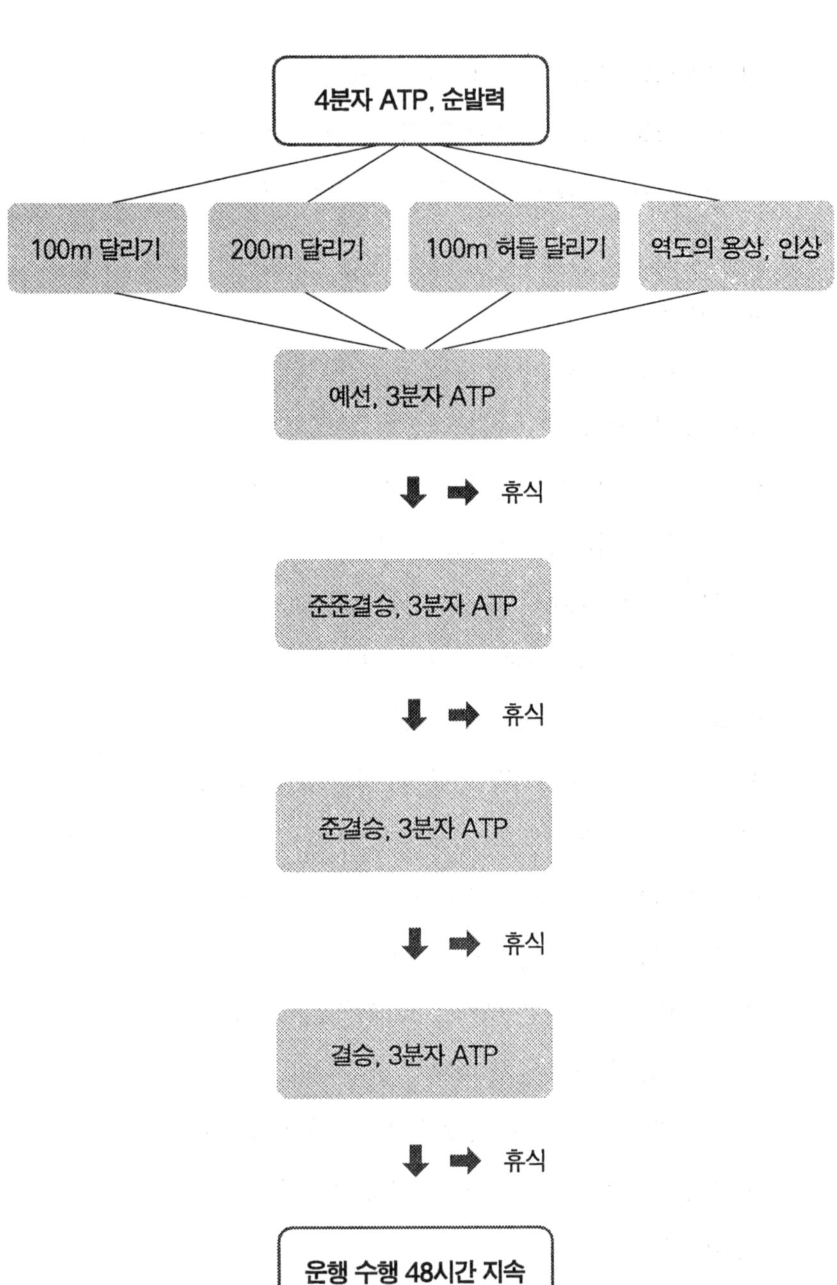

4분자 ATP, 순발력
100m 달리기
200m 달리기
100m 허들 달리기
역도의 용상, 인상
예선, 3분자 ATP
휴식
준준결승, 3분자 ATP
휴식
준결승, 3분자 ATP
휴식
결승, 3분자 ATP
휴식
운행 수행 48시간 지속

두 번째 운동 방법을 유산소성 과정(aerobic process)이라고 하는데, 체내에 충분한 산소를 공급하여 5분 이상 지속적으로 하는 운동들이 여기에 포함된다. 5분 이상 지속적으로 신체 내 에너지를 천천히 태워야 하므로 근지구력, 전신지구력, 심폐지구력이 요구된다. 지구력을 필요로 한 신체 에너지에는 ATP, 글리코겐, 지방, 포도당, 인산화합물(phosphate, creatine) 등이 있다.

유산소 운동은 걷기, 달리기, 수영, 장거리 스키, 마라톤, 등산 등이 있으며, 77분자 ATP를 공급 받아서 사용한다.

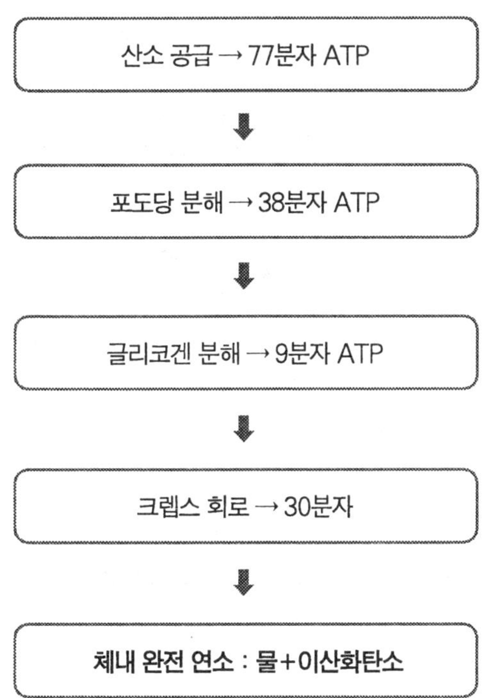

무산소성 운동은 4분자 ATP를 사용하고, 유산소성 운동은 77분
자 ATP를 사용한다.

ATP가 하는 역할을 살펴보면 다음과 같다.

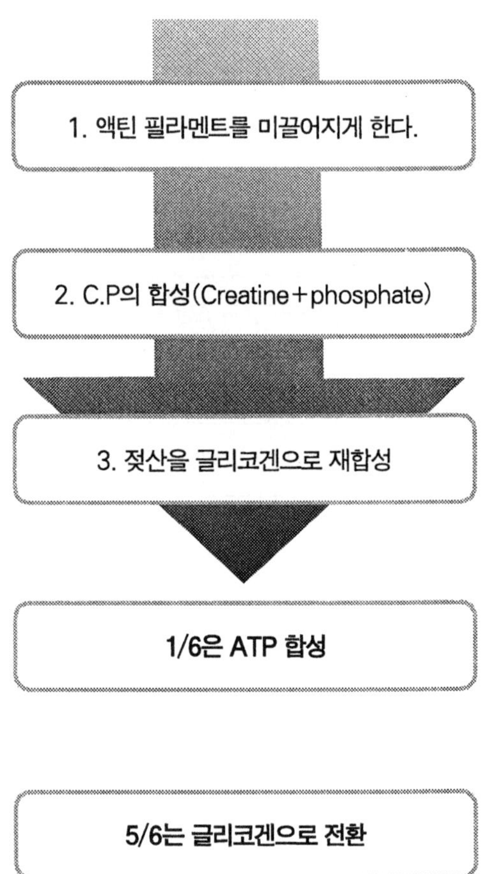

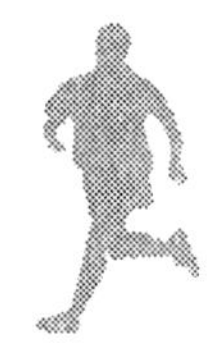

신체의 흡수력·자생력· 면역력 및 평형력 이야기

　우리나라 사람들은 자신의 건강을 위해 먹는 음식에 상당한 돈과 시간을 들이고 있다. 문제는 건강을 위해서라고 하지만 건강을 엉뚱한 곳에서 찾고 있다는 것이다. 값비싼 보약이나 건강보조식품, 개구리, 녹용과 녹혈, 보신탕, 뱀 등이 우리 몸을 건강하게 해주는 것은 아니다. 요즈음 들어서는 국내에서 법적으로 제재를 하니까 외국으로 가서 이상한 몬도가네식 보양식을 즐기는 사람들이 있는데, 그런 음식이 우리 몸에 건강을 주는 것이 아니라는 것을 알아야 한다.

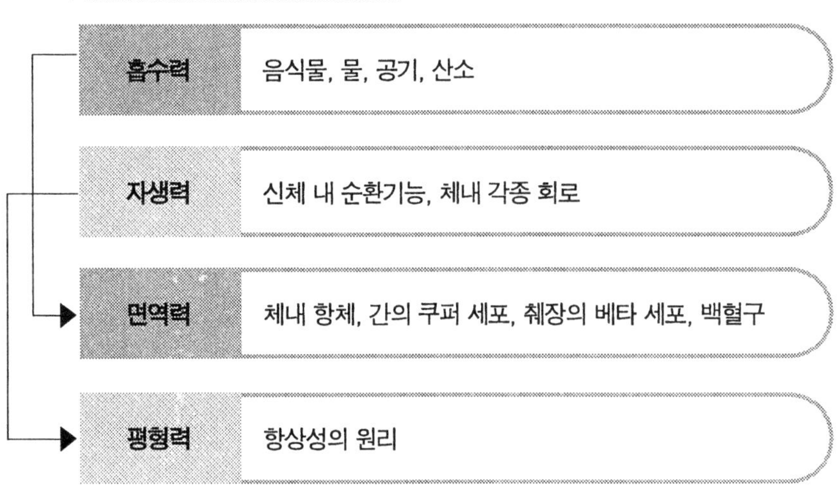

영양소를 체내로 받아들이는 인체 흡수력이 저하되었을 때는 아무리 좋은 음식을 먹어도 성분이 몸속으로 제대로 흡수되지 않고 대부분 그대로 배설된다. 그러나 인체가 제 기능을 한다면 하루 두 끼나 세 끼의 식사만으로도 마치 스펀지에 물이 빠르게 스며드는 것처럼 영양분이 체내로 스며들어가 에너지원이 된다.

만약 아침식사를 하지 않고 하루를 시작하는 사람들이 있다면 식사는 제대로 못 하더라도 우유 한 컵 정도는 마시는 것이 좋다. 아침에 눈을 뜨면서 뇌가 활동하기 시작하는데, 뇌가 활동을 하려면 에너지가 필요하다. 그 중에서도 포도당이 가장 많이 필요하다. 그러나 식사를 하지 않으면 뇌에 포도당이 공급되지 않아 신체 내 다른 곳에서 포도당을 가져오는 일이 벌어진다. 이때 불필요한 대사 과정을 거치면서 신체가 손상을 입어 약해지는 경우가 된다.

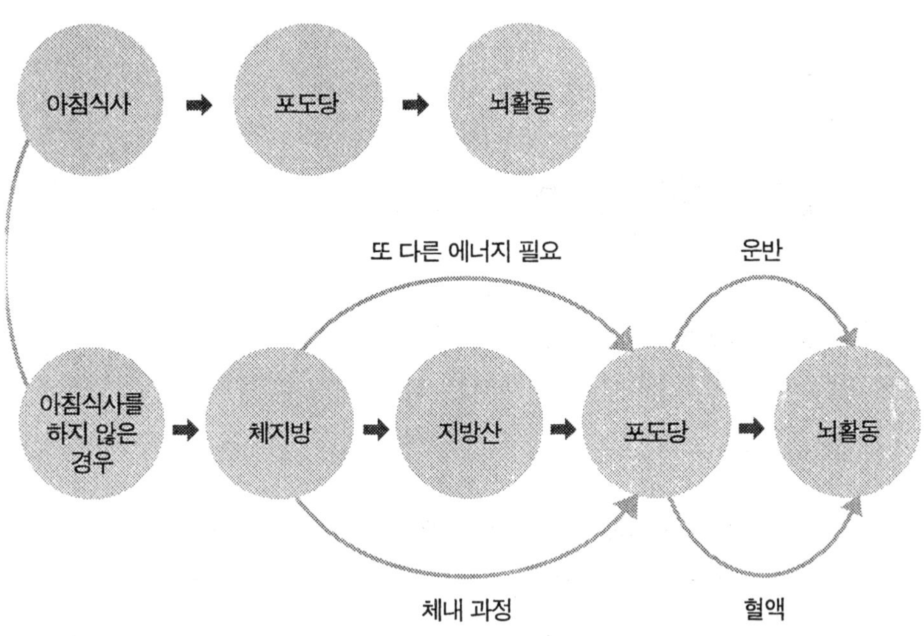

아침식사를 하지 않으면 인체는 체지방을 지방산으로 바꾸는데, 이 과정에서 혈중 지방산 농도가 매우 높아지면서 몸 안이 에스테르화가 억제되고, 케톤체가 생성된다. 이런 과정이 지속적으로 반복되면 당뇨병으로 이어지는 결과를 가져온다.

옛날부터 먹는 것은 인생에 가장 중요한 일부분이었다. 우리나라 통계청에서 1996년 5월 발표한 자료에 의하면, 우리나라 사람들이 가장 선호하는 건강 증진 방법은 먹는 것과 운동이다. 의료보험공단에서 조사한 자료에도 건강 유지를 위해 우리나라 여성은 23% 이상이 보약이나 영양제를 섭취하고, 남성은 30% 이상이 운동을 하고 있다고 한다.

하루에 3번 식사를 하든, 2번 식사를 하든 간에 하루에 먹을 수 있는 식사량은 일정하게 정해지게 마련이다. 일반인들이 하루 종일 비정상적으로 식사를 했을 때 몸 안에서 만들어지는 열량은 약 2,000~2,500kcal이고, 정상적으로 식사를 했을 때 몸 안에서 만들어지는 열량은 약 3,000~3,500kcal이다.

그러나 특수한 경우를 보면, 우리나라 국가 대표 선수들이 선수촌에서 먹는 한 끼 식사는 약 6,000kcal이고, 세 끼 식사는 약 18,000kcal이다. 왜냐하면 국가 대표 선수들은 많은 운동량 때문에 체내에서 높은 에너지를 만들 수 있는 고칼로리 식사가 필요하기 때문이다.

그러나 일반인들은 신체 운동량이 적어 보통 하루에 300~400kcal가 몸 안에 남는다. 그대로 세월을 보내면 엄청난 열량이 체지방을 증가시켜서 비만의 원인이 된다. 비만은 각종 성인병을 만들어 내는 공공의 적이며, 인체의 제 기능을 약화시켜 각종 질병을 유발한다.

그러면 인체가 제 기능을 하게 하려면 어떻게 하여야 할까? 그 방법을 한 마디로 이야기하면 자신에게 알맞은 적당한 운동이다.

자신의 몸에 맞는 운동은 뼈를 튼튼하게 하고, 심장과 폐 기능을 높여주며, 피부를 탄력 있게 하여 노화를 지연시키고, 호르몬 분비도 적절히 조절하여 인체가 제 기능을 하게 한다.

우리나라 사람들은 건강을 위해 보약을 많이 찾는다. 특히 4계절 중에서 가을이 되면 전국 약재상과 한의원은 보약을 찾는 사람들로 북적인다. 몸에 가장 좋다고 알려진 6년근 인삼과 약 대추, 심산유곡의 무공해 지역에서 생산된 토종 벌꿀이 날개 돋친 듯이 팔린다. 예전보다 먹고 살기가 많이 좋아진 요즘은 가을뿐만 아니라 4계절, 항상 보약을 먹는 사람이 늘어나고 있는 추세이다.

보약의 종류를 살펴보면 인삼, 녹용, 녹혈, 벌꿀은 기본이고, 개소주, 흑염소, 용봉탕, 토룡탕, 삼계탕, 동면중인 개구리, 외국에서 수입한 알로에, 스쿠알렌, 종합비타민, 알부민, 멜라토닌, DHEA 등 다양하다. 그러나 수많은 보약과 건강보조식품, 비타민제를 좋아하는 우리나라 사람들의 건강 수준은 기가 막히게도 엉망진창이다.

우리나라 남성의 40대 사망률은 세계 1위이다. 사망 원인은 고혈압, 동맥경화, 심근경색, 협심증 등의 순환기 질환 그리고 위암, 폐암, 전립선암 등의 각종 암 질환 및 간염, 간암, 간경변증 등의 간 질환이 대부분이다.

각종 보약과 건강보조식품이 건강을 지켜 준다는 믿음을 가지고 막대한 돈과 시간을 아낌없이 투자하였지만 결과는 참담하다. 음식으로 건강을 지키려면 일단 인체의 흡수력을 정상으로 만들어야 한다.

인체는 정교하고 자동화된 기계와 같아서 몸에서 일어나는 모든 일에 대하여 스스로 알아서 처리하는 능력을 갖고 있다. 예를 들어, 감기에 걸린 사람은 약을 먹지 않아도 충분한 휴식과 적당한 영양 공급을 해 주면 시간이 지나면서 저절로 낫게 된다.

이와 같이 인체는 스스로 알아서 하는 자생력과 면역력 및 흡수력이 있는데, 이것은 언제든지 깨어진 균형을 맞추려고 하는 항상성의 원리 때문이다. 신체 모든 움직임이나 신진대사와 사람이 산다는 것 자체가 항상성 원리로 이루어진다. 항상성이 정상 기능을 할 때는 무 한 개가 산삼 한 뿌리보다 낫고, 정상 기능을 하지 못할 때는 산삼 한 뿌리가 무 한 개보다 못하다.

정교하고 완전하게 자동화된 인체라는 기계는 언제, 어떤 상황에서든지 항상 균형을 유지하려고 노력한다. 인체가 갑자기 화를 내거나 심한 충격을 받거나 지나친 스트레스로 열을 받으면 체내 혈압이 상승된다. 만약 지나친 혈압 상승으로 뇌의 핏줄이 터지면 죽음에 이르게 되거나 전신 마비와 함께 혼수상태로 이어진다. 그러나 순간적으로 열을 받아 혈압이 상승해도 건강한 사람은 곧바로 부교감신경이 혈압을 낮추어 준다. 이와 같이 건강한 사람은 신체가 바로 문제점을 찾아 해결하는데, 건강하지 못한 사람은 대처 능력이 떨어져서 문제점이 그대로 발생한다.

우리 몸은 행동을 지배하는 뇌에게 끊임없이 무엇인가를 요구한다. 그러므로 몸이 요구하는 것은 반드시 응해 주어야 한다. 갈증이 난다면 물을 마셔 주어야 하고, 배가 고프다고 하면 밥을 먹어

주어야 하며, 춥다고 하면 몸을 따뜻하게 해야 하고, 덥다고 하면 몸을 차게 만들어 주어야 한다. 이런 기본적인 몸의 요구에 응하지 않으면 신체 균형이 깨어지고, 문제가 장시간 계속되면 허약해지고 질병이 생기게 된다.

인간의 몸은 외부에서든지, 내부에서든지 자극을 받으면 자극에 대하여 반응을 일으키면서 점차 적응되어 간다. 예를 들어, 자신의 최대 능력으로 운동을 한다고 하면 사람의 평소 평균 체온은 36.5℃인데, 시간이 점차 지나면서 체온이 40℃에서 42℃까지도 계속 올라가게 될 것이다.

그러나 사람이 죽지 않고 계속 최대 운동을 할 수 있는 것은 땀이 나서 체온이 유지되기 때문이다. 만약에 땀이 나지 않는다면 인간은 최대 운동으로 죽을 수밖에 없을 것이다.

이렇듯 인체는 신비롭게도 신체에서 일어나는 반응에 적응하여 깨어진 생리적 균형을 자동적으로 바로잡아 주는 작용을 하는데 이것이 곧 항상성의 원리이다. 항상성의 원리는 신체 세포를 보호하기 위하여 주위 환경이 변화되고, 생리적 안정이 파괴되더라도 인체 기능과 세포 조직이 정상으로 환원되는 것을 말한다.

항상성의 원리는 부교감신경과 교감신경에서 대표적으로 찾아볼 수 있는데, 교감신경과 부교감신경은 모든 작용을 서로 반대로 한다. 예를 들면, 교감신경은 심장 활동 촉진, 심박수 증가, 기관지 확장, 피부 혈관 및 내장 혈관 수축, 혈압 상승, 간장의 글리코겐 동원, 기모근의 수축 등과 같은 일을 하고, 부교감신경은 이런 일들에 대하여 반대되는 작용을 하면서 신체 균형을 맞추는 역할을 한다. 또한 체내 세포를 보호하기 위해 산소, 당원질, 포도당, 나트륨, 칼륨, 염화물 등이 체액을 조절함으로써 자동적으로 생리적 균형을 이룬다.

결론적으로 말하면, 항상성이란 신체 운동으로 일어나는 반응과 적응을 조절해 운동 스트레스가 주는 부담과 자극을 절감시키며, 체내에 깨어진 생리적 균형을 바로잡아 주는 작용을 의미한다.

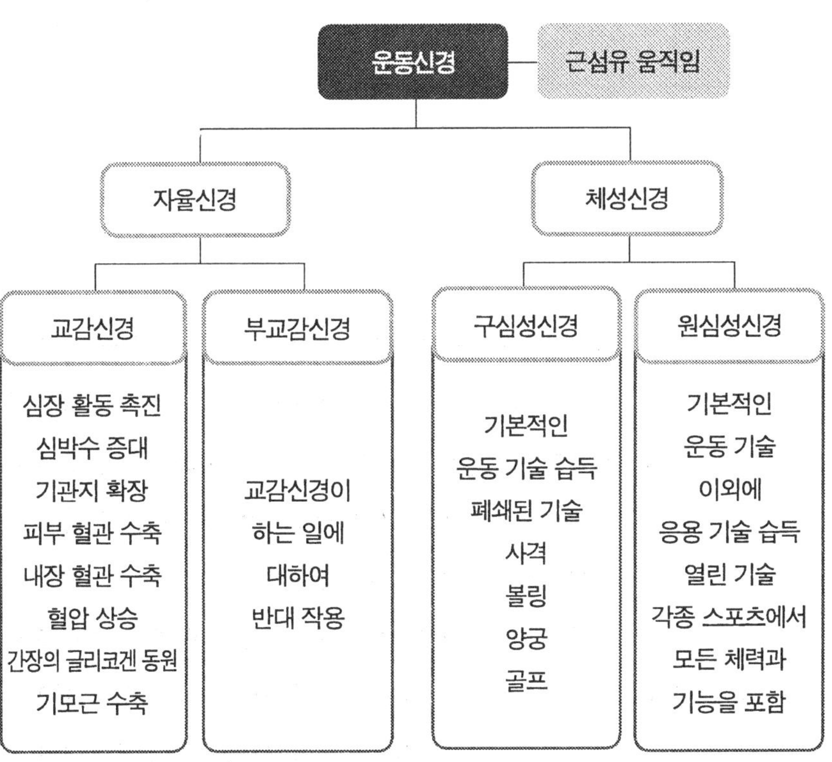

체격과 체력 이야기

사람들은 보통 상대방을 판단할 때 우선적으로 외모를 관찰한다. 키가 크다든지, 얼굴이 작으면서 예쁘다든지, 각선미가 좋다든지, 체격이 건장하게 보인다든지 등 외모가 준수하면 일단 호감을 느낀다. 이성 간에도 우선 외모부터 맘에 들어야 좋은 감정이 싹트고 결혼까지 이르게 되는 경우가 많다.

그러나 외모를 보고 사람을 판단하는 것은 정확하지 않고 결코 바람직하지도 않다. 그러면 어떻게 하면 외모보다는 속을 확인할 수 있을까? 그것은 바로 상대방의 건강지수를 측정하는 것이다.

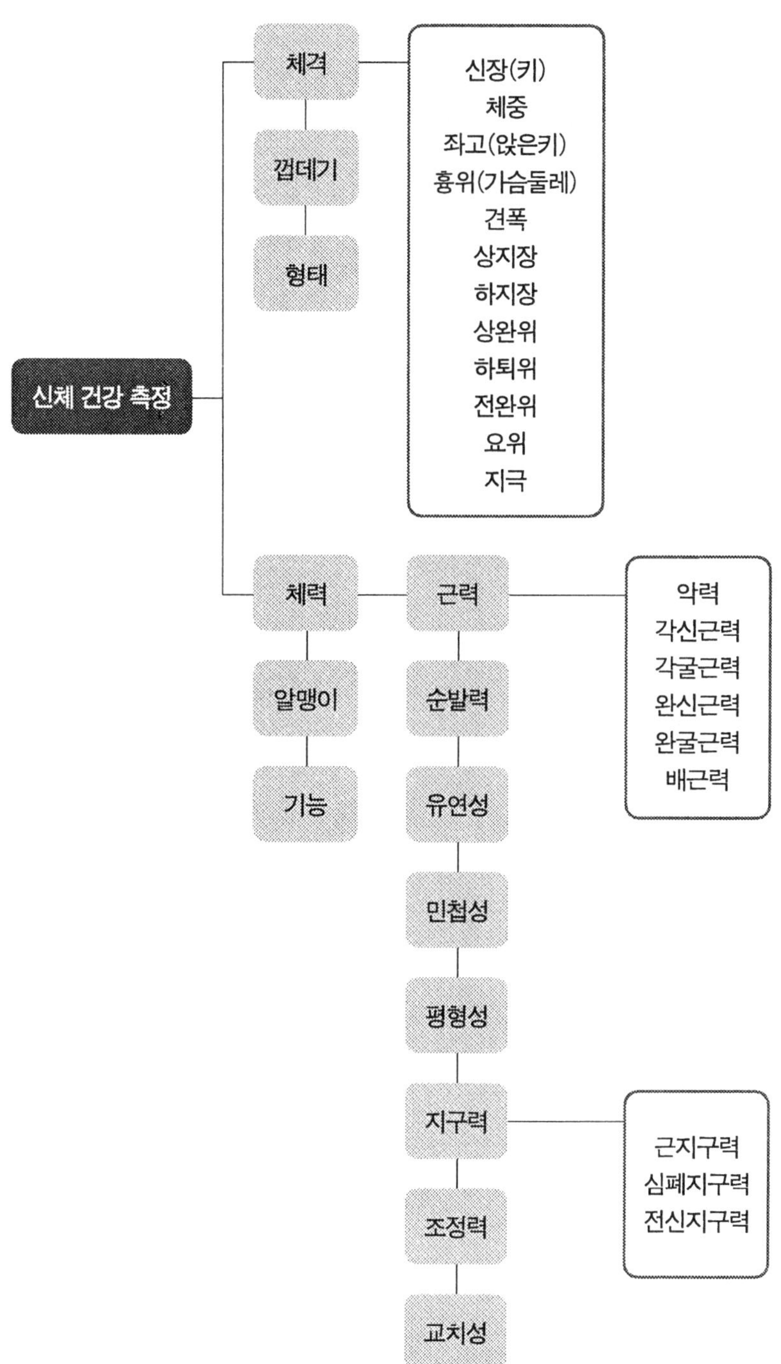

신체 건강 측정
체격
껍데기
형태
신장(키)
체중
좌고(앉은키)
흉위(가슴둘레)
견폭
상지장
하지장
상완위
하퇴위
전완위
요위
지극
체력
알맹이
기능
근력
순발력
유연성
민첩성
평형성
지구력
조정력
교치성
악력
각신근력
각굴근력
완신근력
완굴근력
배근력
근지구력
심폐지구력
전신지구력

상대방을 바라볼 때 겉이 아닌 속을 들여다보아야 하는데, 인간의 속은 알 수 없다고 하지만 체력을 알면 건강 수명을 알 수 있다. 결혼을 하더라도 검은 머리가 파뿌리가 되도록 오랫동안 같이 행복하게 살려면 상대방의 외모보다 속을 제대로 알아야 한다.

요즈음은 한국에서도 이혼율이 급속도로 늘어나고 있는데, 주원인은 서로를 잘 알지 못하고 성급하게 판단하여 결혼했기 때문이라고 생각한다. 남녀가 서로의 성격뿐 아니라 건강까지도 충분히 파악한다면 결혼에 대한 실패가 적으리라 믿는다.

인간의 신체 건강 측정은 체격 측정과 체력 측정의 두 가지로 나누어진다.

체격 측정은 신체 자체를 형태적으로 재는 것이다. 신체 각 부위 계측점에 의해 길이를 잴 때는 신장, 앉은키, 상지장, 하지장, 지극 등을, 넓이를 잴 때는 흉위, 견폭, 상완위, 전완위, 대퇴위, 하퇴위, 요위 등을 측정한다. 또한 몸무게는 체중계를 사용하여 측정한다.

체력 측정은 기능적인 면을 계측하는 것으로서, 체력이 우수하다 또는 나쁘다는 것은 운동을 잘한다, 못한다로 이야기할 수가 있다. 체력에는 근력, 순발력, 유연성, 민첩성, 평형성, 지구력, 조정력, 교차성 등이 있다. 근력은 세월이 지나면서 세분화되어 악력, 각신근력, 각굴근력, 완신근력, 완굴근력, 배근력 등으로 구분되고 있으며, 지구력은 근지구력, 심폐지구력, 전신지구력 등으로 구분되고 있다.

옛날부터 지금까지 체격과 체력을 측정하여 간접적으로나마 건

강을 파악할 수 있었다. 특히 체력 측정은 체육학을 연구하는 체육
학자들이나 각종 운동 지도자들이 선수를 발굴하거나 지도하고 경
기력을 향상하는 데 없어서는 안 되는 중요한 것이다. 운동에 몸
담고 있지 않은 일반인들에게도 체력은 건강한 삶을 살아가는 데
매우 중요한 요인 중 하나일 것이다.

건강은 옛날 고대 희랍 시대부터 사람들에게 크나큰 관심사였
다. 라틴어 격언 중에서 "Anima Sana In Corpore Sano."라는 말
이 있는데, 건강한 육체에 건전한 정신이 깃든다는 뜻이다. 이 라
틴어 격언에서 단어의 첫 글자만 따온 'ASICS'는 현재 유명 스포
츠용품 회사에서 사용하고 있는 상호이다. 이 상호에는 인생에서
무엇보다도 건강이 최고라는 의미가 내포되어 있다.

또한 건강에 대한 어원은 위생이란 말에서 시작되었는데, 희랍
시대 사람들이 믿었던 여러 신들 중에서 태양, 음악, 시, 건강, 예
언 등의 신이라고 불리는 아폴로의 손녀 히게이아가 건강의 여신
으로 불린 데에서 유래되었다. 그 후로 히게이아는 건강의 상징이
되었고, 로마 시대에는 갈레누스가 건강을 도모하는 학문을 '하이
진'이라고 하였다. 전 세계적으로 건강에 대한 용어를 다르게 사용
하였는데, 독일과 일본에서는 위생이라는 말을 사용하였고, 중국
의 『장자(莊子)』라는 책에서도 위생이라는 말을 쓰고 있다.

현대에 와서 우리나라도 국민 건강에 큰 관심을 보이고 있다. 그
러나 일부 몰지각한 식품업체가 인체에 해로운 식품을 만들어 내
어 사회적으로 큰 물의를 일으킨 적이 있다. 예를 들면, 농약을 섞

어 키운 콩나물, 유지 파동이 일어났던 라면, 건강에 해로운 라면 스프, 어린이들이 즐겨먹는 떡볶이 재료로서 문제가 많았던 떡, 넣어서는 안 되는 음식을 넣어서 만든 냉동 만두 사건 등이 있다.

잊어버릴 만하면 다시 터지는, 국민 건강을 해치는 쓰레기 같은 식품에 대한 방송 보도는 우리를 매우 슬프게 만든다. 국민 건강을 해치면서까지 돈을 벌어야 되겠다는 잘못된 사고방식이 놀라울 뿐이다.

일부 외국에서는 국민들이 먹는 음식에 장난쳐서 건강을 해치게 한 식품업체 주인은 사형이나 극형에 처해서 다시는 그런 일을 저지르지 못하도록 조치한다고 하는데, 우리나라에서도 국민 건강을 해치는 식품업자에게 최대한의 형벌을 내려야 한다고 본다.

전 세계적으로 생활수준이 향상되어 각 나라 정부가 국민 건강에 대해 많은 투자와 노력을 해 왔다. 제2차 세계대전 후에 조직된 세계보건기구는 '심신개념' 을 '생활개념' 으로 바꿔 놓았으며, 우리나라는 1959년에 세계보건기구 회원국으로 가입하였다.

건강이란 말은 역사적으로 볼 때 고대 앵글로색슨족의 언어에서 기인하였으며, 안전함과 건강함의 전체적인 것을 의미한다. 그러나 얼마 가지 않아서 이 역사적인 정의는 사람들의 머릿속에서 잊혀지게 되었다. 그 후 건강이란 '앓지 않는 것' 을 뜻하게 되었고, '질병으로부터 해방된 것' 이라 믿게 되었다.

세계보건기구 헌장에는 건강이란 단순히 질병이 없거나 허약하지 않다는 것을 말하는 것이 아니라 신체적·정신적 및 사회적 안

녕의 완전한 상태라고 정의하고 있다.

이 모든 것을 종합할 때, 우리가 추구해야 할 건강을 한 마디로 정의한다면, 신체 하부 구조와 세포 기능이 정상이면서, 신체적·정신적·지적·영적·사회적으로 환경에 적응을 잘할 뿐만 아니라, 스스로 심신을 관리하는 기능을 발휘하여 최상의 안녕 상태를 유지하는 것이라고 할 수 있다.

최근 건강은 개인으로부터 개인이 살고 있는 가정이나 지역 사회의 재산으로까지 개념이 확대되었다. 따라서 세계 어느 나라든지 국가는 국민의 건강을 돌보아야 할 의무가 있고, 국민들은 건강을 누릴 권리가 있다.

국민 건강은 중요한 국가 정책 중 하나이다. 1950년대 세계 초강대국으로 군림하기 위해서 미국과 소련은 달에 인공위성을 먼저 보내려고 경쟁하였는데, 1956년경에 소련이 인공위성 스푸트니크호를 먼저 달에 보냄으로써 일단락되었다. 미국이 경쟁에서 진 이유를 분석한 결과 미국 국민의 체력이 소련 국민들보다 뒤처져 있다는 것으로 나왔다. 이때부터 미국은 국민 체력 향상을 위해 많은 투자를 하게 되었다.

가깝고도 먼 나라인 일본과 우리나라는 국민 건강에 대하여 끊임없이 비교하면서 경쟁하고 있다. 우리나라는 예전에 일본인들을 '쪽바리' 라고 하면서 비웃었고, 일본인들은 우리나라 사람들을 '조센징' 이라고 하면서 비웃었으나, 현재는 서로 비슷한 수준의 국민 체력 및 체위를 갖고 있다.

한때 우리나라 청소년들의 체위가 일본 청소년들에 뒤처져 문제가 제기되기도 하였다. 그 후 우리나라에서는 학교에 우유 배급과 학교 급식을 시작해서 지금까지 계속 하고 있다. 아직도 우리나라와 일본은 국민 건강에 대한 비교를 항상 하고 있으며, 자국 국민 체력과 체위가 뒤처지는 것을 막기 위해 견제하며 경쟁하고 있다.

이렇게 전 세계가 국민 건강에 정책적으로 큰 비중을 둘 만큼 개인에게도 건강은 그 무엇보다도 중요한 화제거리이다. 우리나라 사람이라면, 2002년은 히딩크 감독이 우리나라 축구팀을 월드컵 4강에 진출시켜 전 세계에 우리나라의 위상을 크게 떨친 한 해로 기억할 것이다. 히딩크 감독이 우리나라 축구 선수들을 훈련시키면서 가장 강조한 부분은 체력이었다. 그가 우리나라 사람들에게 체력의 중요성을 일깨워 주었다 해도 지나친 말은 아닐 것이다.

우리들은 살아가면서 체력에 관한 이야기를 귀가 아프도록 듣는다. 주로 체력이 좋아야 건강하게 오래 살 수 있다는 이야기인데, 실제로도 그렇다는 것을 모두가 잘 알고는 있지만, 체력 향상을 위해 실천을 하지 않고 있을 뿐이다.

그럼 건강한 삶과 체력은 어떠한 연관성이 있는지 살펴보도록 하자. 미국의 체육학자인 큐리튼(Cureton)은 건강에 대해 말하기를, "병이 없고, 치아가 좋으며, 청력·시력이 좋고, 정상적인 정신 상태를 유지함과 동시에 신체를 조절할 수 있는 능력이 있으며, 오랫동안 작업하더라도 능률이 저하되지 않음을 뜻한다."라고 하였으며, 근력, 근지구력, 민첩성, 유연성, 순발력, 평형성의 6가지 요인을 체력이라고 하였다.

1960년대 우리나라는 지금처럼 경제가 크게 발전되지 못하여 먹는 문제를 해결하기가 꽤나 어려웠다. 그 시대 우리나라 사람들이 유행처럼 걸렸던 병이 결핵이었는데, 결핵은 특히 못 먹고 자란 사람들에게 흔히 발생하던 병이었다.

필자도 초등학교 4학년 때 예외 없이 결핵이란 병에 걸려 1년간 약을 먹어야 했다. 1년 동안 꾸준히 약을 복용한 후에야 병이 완치되었다는 이야기를 의사에게 듣고 부모님 손에 이끌려 태권도 도장을 다니게 되었다. 부모님은 필자가 체력이 약해서 결핵에 걸렸다고 보시고 체력을 향상시키기 위한 방법으로 태권도를 권하셨다. 그 후 필자는 고등학교 때까지 태권도 선수 생활을 하였다.

고등학교 시절에는 체육대학교를 가서 체육 선생님이 될 결심으로 열심히 운동을 하였는데, 그때는 체육학에 대한 지식도 없고, 가르쳐 주는 사람도 없어서 무조건 여러 가지 운동을 열심히 하였다. 그리고 체육관에 가서 웨이트 트레이닝을 하는 것이 전부였다.

솔직히 태권도와 웨이트 트레이닝을 하면서도 무엇 때문에 하는지도 몰랐다. 지금 돌아보면 얼마나 무식하고 체계 없는 방법으로 운동을 하였나 싶다. 그러나 그것이 운동을 하게 된 계기가 되어서 현재까지 꾸준하게 운동을 하고 있고, 지금은 체육학과 교수까지 되었으니 참으로 소중한 경험이라고 생각한다.

필자의 30여 년 운동 경험에 의한 체계적이고 적당한 운동 방법을 일반적인 이론과 함께 제시하여 보면, 아이들은 태어나서 허우적거리는 시기가 되면 수영, 10대 전후로 해서는 수영, 달리기, 맨손 체조, 스트레칭을 하고, 남자는 16세 이후, 여자는 20세 이후부터 웨이트 트레이닝과 심폐지구력 운동을 하는 것이 체력 향상과 더불어 건강에도 좋다. 30대 전후로는 웨이트 트레이닝과 유산소성 운동, 40대 이후에는 걷기, 달리기, 수영, 맨손 체조, 등산 등이 좋으며, 나이가 들수록 심장과 폐를 튼튼히 할 수 있고 동시에 근력도 향상할 수 있는 운동 종목을 선택하는 것이 좋다.

운동은 규칙적이고 지속적으로 죽을 때까지 하여야 한다. 필자는 매일같이 일주일에 6일을 운동하고 하루는 휴식한다. 2002년에 축구부 지도 교수를 맡으면서 축구 시합 때문에 태백시에 간 적이 있었다. 숙소는 태백산 밑 안골 매표소 옆에 위치한 곳으로 정하였다.

아침 5시에 일어나서 태백산을 쳐다보니 갑자기 체력을 테스트해보고 싶은 욕심이 솟구쳤다. 준비 운동을 하고 안내판을 보니까 천제단 정상까지 왕복하는 데 걸리는 시간은 4시간 40분이었다. 아침 6시에 최대한 빠른 걸음으로 등산을 시작해서 1시간 5분 만에 천제단 정상에 도착하였다. 다시 천제단을 출발하여 숙소까지 오는 데 1시간 5분이 걸렸으니, 왕복 2시간 10분이 걸린 셈이다. 샤워를 하고 아침밥을 먹는데 기분이 좋아서 하늘을 날아갈 것 같았다.

오후에 시합이 있었는데, 우리 축구팀이 상대팀을 1대 0으로 이겨서 결승전에 진출하여 하루를 더 머물러야 했다. 하룻밤을 자고 아침 6시에 일어나서 태백산을 한 번 더 올라갔다. 전날 밤 마신 맥주 몇 잔이 걸음을 느리게 만들고 땀을 많이 나게 하여 1시간 10분이 소요됐다. 정상에서 내려올 때는 걸어서 내려오면 운동이 되지 않을 것 같아 뛰면서 내려왔더니 숙소까지 40분이 걸렸다. 태백산을 왕복하는 데 1시간 50분이 걸린 것이다.

등산을 같이 갔던 축구부 선수 학부모들과 등산객들이 "등산하는 사람이 아니라 육상선수 같다."고 하였는데, 정작 필자는 힘이 들지 않았고 체력적으로도 아무런 문제가 없었다. 이틀 동안 태백산 등산으로 체력에 대한 자신감을 가지게 되었고, 계속해서 운동을 하면 20대 못지않은 체력을 유지하고 죽을 때까지 건강하게 살 수 있으리라는 믿음도 생겼다.

20대 전까지는 기초 체력 향상을 위하여, 30대와 40대에는 심장과 폐 및 근육 향상을 위하여 그리고 건강한 삶을 위해 매일같이 운동에 시간을 투자하도록 하자.

CHAPTER
17

운동을 잘 할 수 있는
신경계와 운동단위 이야기

대학교 체육학부는 과목 특성상 이론 이전에 실기를 먼저 수업할 때가 있다. 실기 수업을 마치고 곧바로 강의실에서 이론 수업을 하다 보면, 실습으로 피로한 학생들이 강의 시간이 지날수록 한 명, 두 명 점차 조는 일이 많아진다. 기지개를 두어 번 켜서 졸음을 쫓아내게 하지만 유난히 많이 조는 학생들이 있게 마련이다. 무거운 머리를 떨어뜨렸다가 깜짝 놀라 다시 고개를 제자리로 드는데 어떤 때는 필자도 강의를 하다가 웃곤 한다.

이때 머리가 떨어졌다가 제자리로 무의식 중에 되돌아가는 동작을 '경반사' 라고 하는데, 닭이 서서 조는 것과 같은 현상이다. 몸이 아파서 외과에 가면 의사는 환자를 의자에 앉게 한 후 조그마한 망치를 들고 무릎을 두드려 본다. 환자의 신경에 이상이 있는지를 확인하는 것으로 신경반사가 제대로 이루어지는지를 알아보는 것이다.

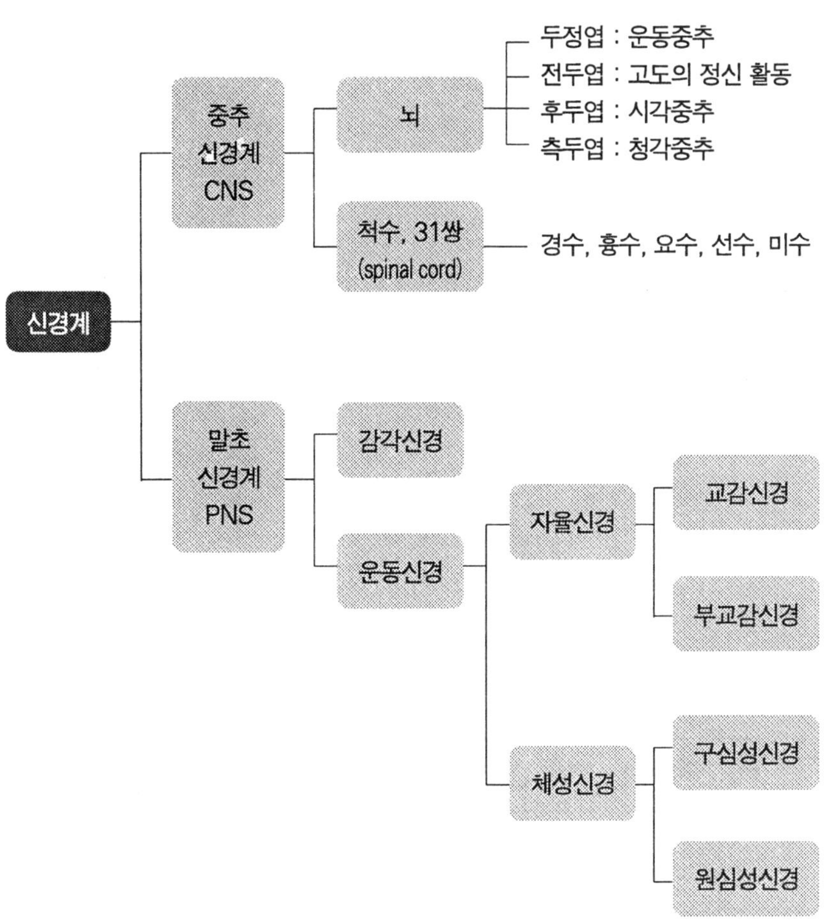

사람들이 움직이고, 행동하며, 운동을 할 수 있는 이유는 외부로부터 이루어지는 모든 신체적·정신적인 자극에 인체가 반응하고 적응하기 때문이다. 인체의 적응은 계속되는 운동으로 신체 기관 및 조직을 향상시킨다.

일반적으로 자극은 시각적·청각적·촉각적·미각적·후각적인 것으로 나눌 수 있다. 외부에서 받는 모든 자극은 신경 충격으로 대뇌에 전달이 되고, 대뇌는 자극에 대응하는 명령을 내린다. 이러한 경로를 통하여 신체가 움직이는 것을 전신 반응이라고 한다.

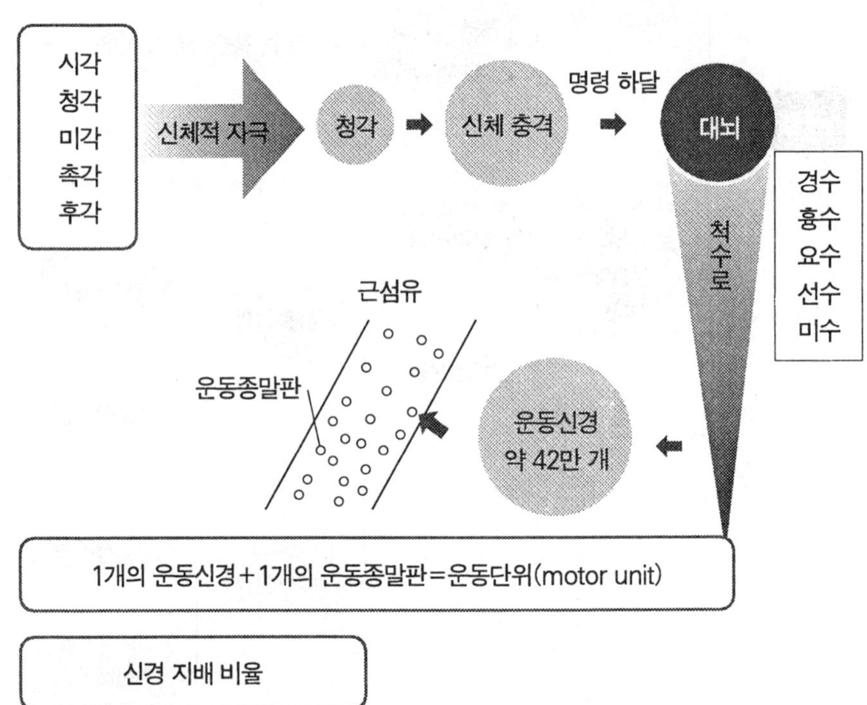

전신 반응에 관한 대표적인 예는 세계적인 100m 단거리 달리기 선수인 캐나다의 벤 존슨과 미국의 칼 루이스에게서 들 수 있다. 청각적 자극에 인한 진신 반응 속도가 벤 존슨은 0.2초대였고, 칼 루이스는 0.3초대로 나타났다. 따라서 100m 달리기 초반에는 벤 존슨이 항상 앞서 나갔으나, 중반 이후부터 마지막까지는 거의 칼 루이스가 앞서서 끝났다. 그 원인은 칼 루이스가 벤 존슨보다 키가 커서 시합 중반 이후에 긴 하지장이 유리하게 작용하였기 때문이 아닌가 싶다.

벤 존슨과 칼 루이스 이후 미국의 모리스 그린과 몽고메리가 100m 달리기에 두각을 드러냈다. 1999년 7월 모리스 그린이 100m 달리기에서 9초 79로 세계 신기록을 수립하였고, 2002년 파리 국제 육상 그랑프리 대회 100m 달리기에서 9초 78로 몽고메리가 세계 신기록을 0.01초 단축했다. 그때 몽고메리의 전신 반응 시간은 0.104초였다. 모리스 그린은 항상 시합 때 전신 반응 시간이 0.2초대를 유지하여 몽고메리보다 전신 반응 시간이 0.1초 늦었다.

인체 신경계를 살펴보면 대뇌는 외부 자극에 대한 명령을 내려 척수로를 통해 운동신경으로 연결하고, 운동신경은 다시 이 명령을 근섬유에 전달하는 한편 내분비선을 자극시켜 대뇌의 명령에 맞는 호르몬을 분비하게 한다. 이때 근섬유는 인체의 운동을 돕는 골격근에서 하게 된다.

골격근에는 약 2억 5천 개의 근섬유가 있으며, 하나하나의 운동신경들과 합쳐져 운동단위를 만든다. 하나의 운동신경은 많은 가지가 있으며, 근육 속에 있는 운동종말판 한 개와 연결되어 운동 단위를 만들어낸다. 하나의 운동신경과 하나의 운동종말판으로 연결된 운동단위는 사람에 따라서 적게 또는 많이 반응에 동원될 수 있다.

운동단위수가 적게 동원되는 사람은 많이 동원되는 사람보다 신체 운동 기능이 뒤떨어지는데, 신체 운동 기능으로는 순발력, 민첩성, 평형성, 조정력 등이 있다. 인체의 운동신경수는 약 42만 개 정도이며, 근섬유에 있는 운동종말판과 합쳐져 신체 움직임과 근육 운동을 한다.

신체 움직임과 근육 운동은 신경계와 더불어 기능적인 면에서 두 가지로 구분할 수 있다. 그 하나는 열린 기술이라고 하여 'open skill'이라고 부르며, 일반적으로 모든 종목 스포츠에서 나타나는 전체적인 운동 기술을 말한다. 또 다른 하나는 폐쇄된 기술이라고 하여 'closed skill'이라고 불리는데, 일반적으로 정적인 운동 종목에서 볼 수 있다.

열린 기술이 좋으냐, 폐쇄된 기술이 좋으냐는 운동 종목의 특성에 따라서 달라진다.

폐쇄된 기술은 정적인 동작을 하는 데 사용하는 기술로서 사격, 양궁, 볼링, 골프 등과 같이 오랫동안 연습해야 하는 운동 종목에 적용한다. 일반적으로 체육지도자들이 운동신경이 둔하다고 이야기하는 사람에게서 볼 수 있다.

열린 기술은 동적인 동작을 하는 데 적용되는 운동 기술로서 일반적으로 운동 기능이 좋다고 하는 사람에게서 볼 수 있다. 축구, 농구, 배구, 야구, 테니스, 배드민턴, 탁구 등과 같이 고도의 기술이 필요한 운동이 열린 기술을 사용하는 종목이다.

따라서 "우리 선수는 기능이 없어.", "우리 애는 어릴 때부터 운동 소질이 없어."라고 탓할 것이 아니라, 아이들이 커 가면서 어느 운동 종목에 맞는지를 잘 분석하여 능력에 맞는 운동을 시켜야 한다. 수많은 트레이닝 종목이 있는데도 "우리 아이는 어릴 때부터 운동에 소질이 없다."고 탓하면서 운동을 시키지 않는 것은 부모들이 운동에 대한 기본 지식이 없기 때문이다.

부모들은 자녀가 10세 이전에는 반드시 수영, 달리기, 맨손 체조 등과 같이 기본적인 체형과 체력을 키울 수 있는 트레이닝을 시켜 신체 균형과 향상을 도모함으로써 커서도 건강한 삶을 살 수 있게 해주어야 한다.

수영은 심장과 폐를 튼튼하게 하고 허리를 강화시켜 주는 트레이닝이므로 과거 유럽이나 미국에서는 5세나 6세부터 아이들에게 수영을 배우게 했다. 그러나 현재 유럽이나 미국 어머니들은 아기가 태어나자마자 물속에서 허우적거릴 수 있는 동작을 할 수 있을 때부터 수영을 하게 한다. 우리나라의 분유 광고에서도 물속에서 갓난아이가 허우적거리면서 수영하는 모습을 보았을 것이다. 지혜로운 어머니라면 자녀가 성인이 되었을 때 심장, 폐 그리고 허리가 튼튼한 건강한 몸이 되도록 수영을 가르쳐야 할 것이다.

달리기와 맨손 체조는 신체 균형력, 유연성, 근육 강화 및 전체적인 골격 발달에 좋은 전신 운동이라 할 수 있다.

자녀가 10세 이후가 되면 열린 기술이 뛰어난지, 폐쇄 기술이 더 좋은지를 파악하여 적합한 종목을 정하여 꾸준히 운동시킨다면 아이의 운동 소질을 탓하지 않아도 될 것이다. 운동 기능이 좋은 아이들은 운동단위수가 많이 동원되어 여러 가지 응용 기술도 사용이 가능해지지만, 폐쇄된 기술을 가진 아이들은 운동단위수가 적게 동원되어 기본적인 기술밖에 수행할 수가 없다. 따라서 어릴 때 운동 종목을 선택하는 것은 대단히 중요하며, 적절한 선택이야말로 운동선수로서의 성공을 바라볼 수있게 해준다.

예로부터 무슨 일로 고민하는 사람에게 많이 하는 말 중 하나가 "신경 끊고 살아라."이다. 이 말은 힘든 일로 신경을 쓰고 있는 사람에게 건강을 위해 해 줄 수 있는 최고의 조언이다. 말을 바꾸어서 해석해 보면 마음을 편안하게 하여 건강을 해치지 말라는 뜻일 것이다. 이렇듯 건강과 신경계는 밀접한 관계가 있다.

인체는 모든 자극에 반응하면서 적응해 간다. 적응이 끝났다 싶으면 피드백이라는 과정을 거치면서 더 큰 자극에 더 크게 반응하여 모든 자극들을 견디며 살아갈 수 있게 된다.

그러나 신경계통에 장애가 있을 때, 예를 들면 너무 심한 신체적 고통이나 정신적인 갈등, 지나친 스트레스, 무기력한 생각 등은 자율신경계를 약하게 만들어 우울증에 빠지게 하고, 나아가서는 자살 충동을 일으켜 사람들을 죽음에까지 몰고 간다. 따라서 신경계는 인체를 무기력화하고, 사람을 죽일 수도 있는 중요한 신체 일부

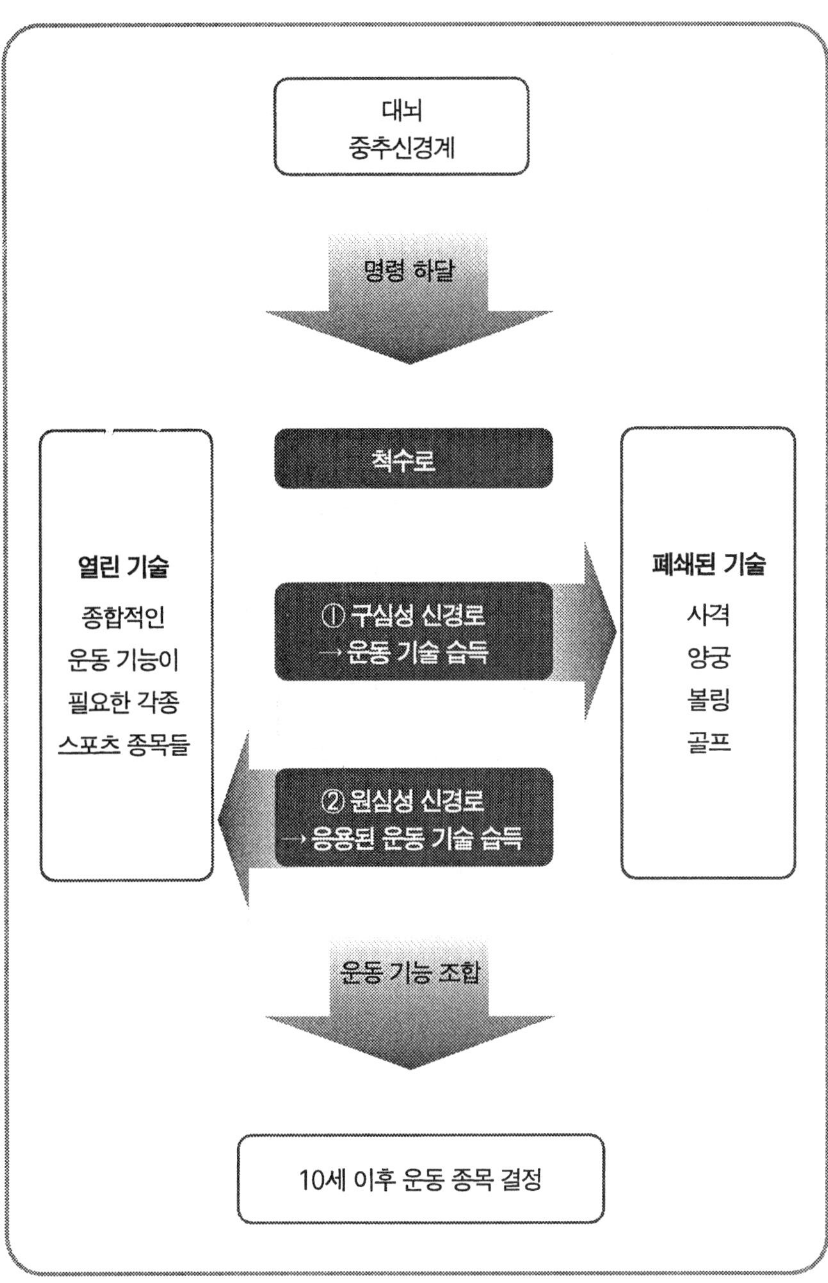

대뇌
중추신경계
명령 하달
척수로
① 구심성 신경로
→ 운동 기술 습득
② 원심성 신경로
→ 응용된 운동 기술 습득
열린 기술
종합적인
운동 기능이
필요한 각종
스포츠 종목들
폐쇄된 기술
사격
양궁
볼링
골프
운동 기능 조합
10세 이후 운동 종목 결정

분이라 생각하고 언제나 조심스럽게 주의해야 한다. 신경계를 제대로 알고 있어야 문제가 생겼을 때 대처할 수 있는 능력이 생기지, 제대로 알지 못하면 무방비 상태로 당할 수밖에 없을 것이다.

그러면 지금부터 인체 신경계에 대해서 자세히 알아보자. 인체 신경계는 내분비계와 함께 신체를 구성하는 각 기관 및 조직, 세포의 활동을 총체적으로 조절하는 조직이다.

인체에는 약 100억 개의 세포가 있는데, 두 가지로 나눌 수 있다. 하나는 자극을 받아 흥분을 전달 또는 감수하는 신경 세포이고, 다른 하나는 신경 세포를 지지해 주는 교질 세포이다.

신경 세포는 흥분성과 전도성이 있는데, 흥분성은 국소에 가해진 자극에 반응을 일으켜 어느 한 점의 자극 효과를 다른 점으로 전파하여 자극에 반응할 수 있게 하는 성질을 말하며, 전달성은 자극을 다른 점으로 옮기는 성질을 의미한다.

인체에 있는 신경계는 중추신경계, 말초신경계, 자율성 반사의 중추라는 세 가지 종류가 있다.

중추신경계는 뇌와 척수로 구성되어 있으며, 뇌는 대뇌, 중뇌, 간뇌, 교연수, 소뇌 등으로 이루어져 있고, 척수는 경수, 흉수, 요수, 천수, 미수로 이루어져 있다.

말초신경계는 뇌신경 12쌍과 척수신경 31쌍으로 구성되어 있으며, 감각신경과 운동신경으로 나누어진다.

운동신경은 자율신경계와 체성신경계로 구성되며, 자율신경계는 교감신경과 부교감신경으로 나누어지고, 체성신경계는 구심성

신경과 원심성신경으로 나누어진다.

자율성 반사의 중추는 제1흉수에서 제2요수에까지 걸쳐 있으며, 단독으로 어떤 통로를 형성하는 것이 아니고, 대부분 말초신경계와 합류하여 해당 부위를 통과하고 있어 각종 장기와 혈관, 피부 등에 자극을 주어 혈액 순환, 호흡, 심장 박동, 분비 및 불수의적인 기관의 움직임을 조정한다.

신경계 중에서 재미있는 한 가지 현상을 예로 들면, 말초신경계에 해당하는 교감신경과 부교감신경이 하는 일이다. 전쟁을 할 때 아군과 적군이 있고, 정치를 할 때도 야당과 여당이 있으며, 자신을 좋아하는 사람과 싫어하는 사람이 있듯이 체내에서도 서로 반대되는 작용을 하는 현상이 많이 일어난다. 교감신경이 작용을 하고자 하면 부교감신경이 방해를 한다. 예를 들어, 교감신경이 심장을 조절하여 심박수를 증대시키면, 부교감신경이 심장을 조절하여 심박수를 약화시킨다.

이렇듯 양쪽 신경이 서로 상반되는 작용을 하기 때문에 신체가 평형을 유지하여 각 기관의 활동 상태가 좋아진다. 만약 일방적으로 한쪽 신경만 작용하면 신체가 피로감을 느끼고, 기관의 활동 컨디션이 나빠진다.

인체의 신경계는 건물의 전기 배선과 같다. 신경계가 약한 사람들은 어떤 일에 몰두하면 골똘히 한 가지만을 생각하게 되어 자율신경에 이상이 온다. 자율신경에 이상이 오면 정신 장애가 일어나면서 정신 질환자가 되고 만다.

이와 같이 중요한 자율신경을 강하게 하는 것은 칼슘이므로, 생선이나 해초류, 된장국 등을 많이 먹어야 한다. 이와 동시에 칼슘을 체내에 정착시키는 것은 햇빛이므로 일광욕도 많이 해야 한다.

신경을 강하게 하고 기분을 안정시키는 식품으로는 칼슘 외에 율무, 양파, 연근, 땅두릅, 호두, 푸른 완두 등을 들 수 있는데, 특히 푸른 완두가 특효가 뛰어나다.

자율신경의 경혈은 눈 주위와 귀 둘레에 집중되어 있다. 따라서 목욕할 때나 평소에 시간이 날 때 눈과 귀 주위를 손으로 마사지해 주는 것도 자율신경을 강하게 하는 좋은 방법이다. 또한 자율신경의 중심은 배꼽 부위이므로, 참선이나 올바른 호흡법도 자율신경의 불균형을 치료하는 데 효과가 크다.

이상에서 살펴본 바와 같이 신체적 건강은 신경계와 깊은 관계가 있다. 평소에 무슨 일이든지 스스로 마음을 느긋하게 먹고, 여가를 이용하여 적당한 운동을 한다면 모든 일상생활에서 일어날 수 있는 신체적·정신적·사회적 스트레스에서 벗어날 수 있다.

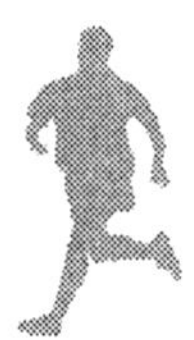

하는 일이 너무나 많은 간 이야기

　예전부터 젊은 사람이 사고를 치거나 예의에 어긋나는 말이나 행동을 하였을 때 어른들이 야단을 치면서 "간덩이가 부었네."라고 이야기하였다.

　간은 무게가 약 1.2~1.4kg이며, 횡경막 바로 밑 오른쪽 복강 내 최상부에 위치하고 있다. 간을 체중에 비교해보면 일반적으로 태아는 1/18, 성인은 1/36 정도의 무게가 나간다. 간은 어릴 때부터 점점 커져 20~23세 때 가장 무거워지고, 23세 이후부터는 차츰 가벼워진다. 따라서 간덩이가 부었다는 말은 인체생리학적으로 옳은 이야기이다. 실제로 잘못된 일을 많이 저지르는 시기도 간이 큰 20~23세에 해당한다.

간은 인체 장기 중에서 중요한 일을 많이 하고 있다. 필자는 집안 병력이 있어 어릴 때부터 간에 대해 무척 신경을 쓰고 있다. 시골 출신이셨던 할아버지께서 간암으로 63세에 돌아가셨고, 아버지는 간경변증으로 55세에 갑자기 돌아가셨다.

자신의 병은 어느 누구보다도 자신이 가장 잘 알고 있어 그 병에 대한 이해도나 지식만큼은 의학 박사 수준이라고 누군가가 이야기했듯이, 필자도 간에 대한 가족 병력 때문에 고민을 많이 하고, 간에 대한 많은 정보와 지식을 습득한 결과, 간을 건강하게 유지하는 방법으로는 운동보다 나은 것이 없다는 결론을 내렸다. 그 결론을 내리고 난 후부터는 죽기 살기로 하루도 빠지지 않고 매일 꾸준히 무산소 운동과 유산소 운동을 병행하여 하고 있다.

옛날부터 전해오는 이야기 중에 "간에 기별도 안 간다."라는 말이 있다. 이 또한 인체생리학이나 스포츠과학으로 증명할 수 있는 말이다.

음식물은 식도를 거쳐 위장으로 가서 분해가 시작된다. 이때부터 신체 내 화학적 에너지 반응이 일어나면서 탄수화물이 산화 과정을 거쳐 포도당으로 바뀌고, 포도당이 글리코겐으로 바뀌는데, 글리코겐의 일부는 간에 저장되고 나머지는 근육으로 보내진다. 간이나 근육 세포에 저장되는 포도당이나 글리코겐 같은 신체 내 에너지원들은 혈액이 운반한다.

일반 성인이 체내에 저장할 수 있는 글리코겐 양은 하루에 약 350g 정도에 지나지 않으며, 그 중에서 간에 100g 정도, 근육 세포에 250g 정도가 저장된다.

그러나 탄수화물 섭취가 부족하면 간에서 만들어진 포도당이 부족하게 되고, 포도당이 부족하면 글리코겐이 부족하게 되어 근육으로만 글리코겐이 보내지게 되고, 간에 저장할 글리코겐은 하나도 남지 않게 된다. 여기에서 옛날부터 식사를 할 때 적게 먹으면 "간에 기별도 안 간다."고 한 것 같다.

알코올이 몸속으로 들어오면 간 속에 있는 쿠퍼 세포가 분해를 하는데, 알코올 분해 때 생기는 부산물이 아세트알데히드이다. 아세트알데히드는 뇌로 올라가서 술을 많이 먹은 다음날 아침에 눈을 뜨면 어김없이 머리를 아프게 한다.

간의 혈관계, 간이 하는 일, 간에 대한 질병 및 간의 신체 내 에너지 대사 과정을 알아보자.

간의 혈관계

- 동맥혈 : 산소가 풍부한 동맥이다.
- 문맥혈 : 소화관, 지라(=비장 : 위장 뒤쪽에 위치하고 있으며, 백혈구 생성과 노폐한 적혈구를 파괴함)에서 보내 온 영양소가 풍부하다.
- 동맥혈과 문맥혈이 따로따로 간문을 통해 간 속으로 흘러들어가 간소엽 연변에서 합류한다.

● 동맥혈과 문맥혈의 양적 비는 3:7이다.

간이 하는 일

● 탄수화물 · 지방 · 단백질 대사와 저장

● 쓸개즙 분비 : 간 세포는 모세 쓸개관 안에 쓸개즙을 분비한다 (글리신 또는 타우린).

● 유독 성분 해독 : 암모니아를 신장과 땀샘을 통해 배설한다.

● 간 세포 재생 : 쥐의 간은 2/3가 제거되어도 1주일 동안에 원래의 무게로 회복된다(간 세포의 유사분열상).

간의 질병

급성간염, 만성간염, 간경변증, 쓸개즙 유출 장애, 체액 순환 장애, 대사 장애, 기생충 감염, 여러 가지 양성 종양, 낭포, 암의 발생과 다른 장기로부터의 암의 전이 등이 있다.

간의 신체 내 에너지 대사 과정

아침식사를 하지 않을 때와 정상적으로 했을 때 간에서 이루어지는 에너지 대사 과정을 다음의 도표를 통하여 알아보자.

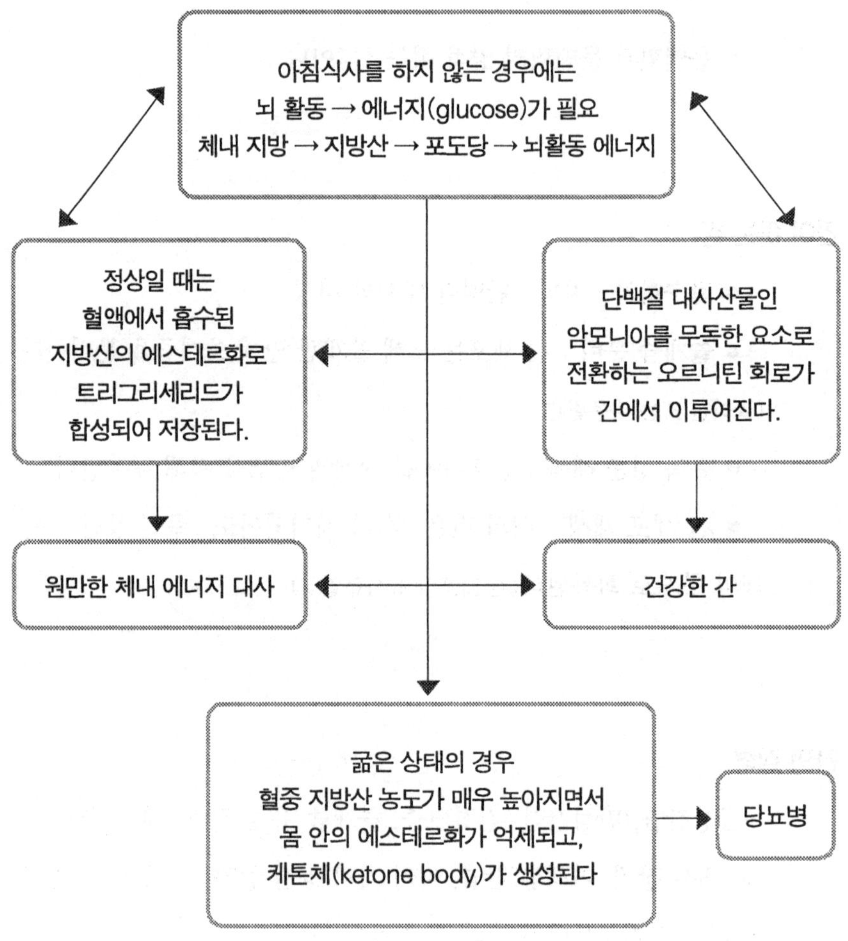

건강을 위해서는 매일 규칙적인 식사를 하고 낮 동안에는 깨어 있고 밤 동안에는 잠을 자야한다. 또한 신체 내외적으로 지나친 스트레스를 받지 않도록 하면서 자신의 집안 병력과 관련 있는 병에서 해방될 수 있도록 자신의 능력에 맞는 운동 종목을 선택해서 꾸준히 해야 한다.

간에 생기는 질병은 크게 급성간염과 만성간염으로 나눈다.

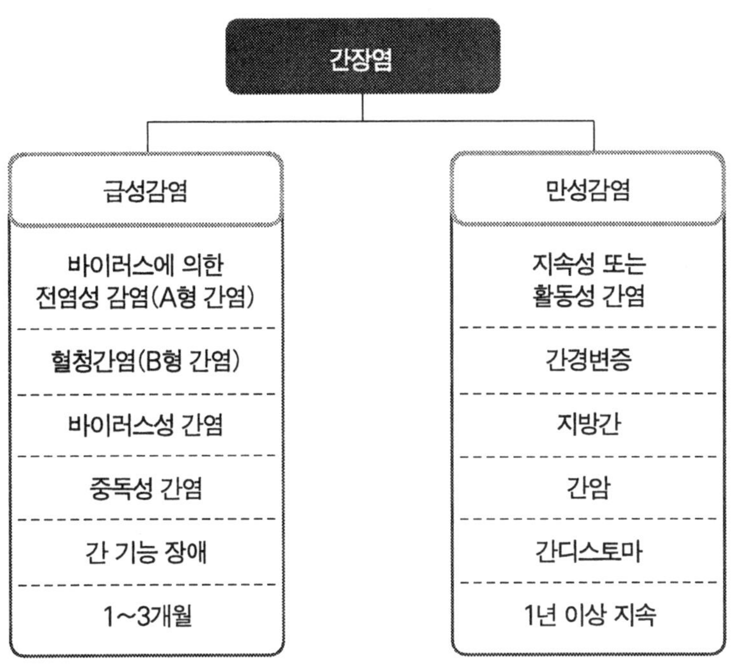

간이 나쁠 때 나타나는 신체 변화는 다음과 같다.

눈의 흰자위가 노래지고, 피부 표면에 혈관이 거미집 모양으로 보인다. 간성 혼수에 빠지고, 독특한 냄새가 입에서 나며, 손바닥 면에 빨간 반점들이 나타나고, 손가락 끝이 뭉툭해지면서 손톱 모양도 변한다. 남자의 유방이 여자처럼 커지는 현상이 나타나기도 하며, 간이나 비장이 커져서 손으로 만져도 느껴진다. 또한 신체 여러 곳에 가려운 증상이 나타나고, 복장 안에 물이 고여 배가 불러오며, 몸 여러 곳에 붓는 현상이 나타난다. 배꼽 근처에 굵은 정맥이 나타나고, 음낭이 위축된다. 소변 색깔이 노래지거나, 대변이 희거나 묽어진다. 체온이 갑자기 오르고, 맥박이 느려지기도 한다.

급성간염은 보통은 1개월 이내에 증상이 없어지고, 2~3개월이 지나면서 완전히 낫게 되지만, 때로는 6개월 또는 1년 이상 지속될 수도 있다. 증상이 없어지지 않고 오래 지속되는 사람들은 간 기능이 완전히 회복되지 않아서 만성간염으로 이어질 위험이 있다.

만성간염이란 간소엽의 주변 부분에서부터 간 세포가 파괴되어가고, 간 세포가 파괴된 자리와 염증이 있는 문맥 부근에 결합 조직이 생기며, 이것이 차츰 결합직 섬유로 변해가면서 간경변증으로 이어지는 위험성이 높은 증상이다.

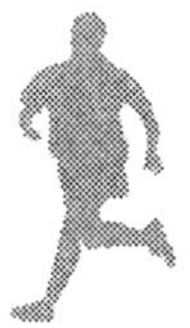

알수록 재미있는
호르몬 이야기

인간의 몸 안에서 만들어지는 호르몬은 알수록 재미있다. 호르몬이라는 용어는 흥분시키다라는 의미를 지닌 그리스어에서 전해진 말이다. 인간은 몸 안에 호르몬이 만들어지지 않으면 살아갈 수 없을 것이다. 호르몬은 출산 과정에 관여하여 자궁을 수축시키기도 하고, 뼈 성장에 관여하여 거인 또는 난쟁이를 만들게도 한다. 남성 호르몬은 남자의 역할을 하게 하면서 아기를 만들 수 있게 하고, 여성 호르몬은 여자의 역할을 하게 하면서 생리를 하게 하고, 가슴을 발육시키며, 임신을 가능케 한다.

신체 내분비선은 유로선 물질로서 인체 내 다른 보통선과 같이 선내에서 피와 임파로부터 복잡한 화합물을 만든다. 그러나 분비물을 만들어내는 도관이 없는 것이 외분비선과 다른 점이다.

내분비선에서 만들어진 합성물을 내분비라고 하는데, 선을 통하여 여러 갈래로 나누어진 혈관으로 흡수된다. 내분비가 한 번 혈관에 들어가면 전신에 퍼져 분비된 곳과 관계가 없는 부위에도 효과가 나타난다. 이렇게 내분비에서 작용하는 물질을 호르몬이라고 부른다.

인체 내분비선에는 하수체, 송과체, 갑상선, 상피소체, 흉선, 부신, 췌장, 생식선 등이 있는데, 분비되는 호르몬의 작용은 다음과 같이 나눌 수 있다.

인체에서 가장 큰 내분비선은 전경부에 있으며, 무게는 약 30g 정도이다. 결합조직성의 기질 중에 많은 숫자의 밀폐된 소포(follicle)를 갖고 있고, 소포 내의 주머니에는 선세포라는 것이 있다.

선세포는 내부의 교질(colloid), 즉 어떤 종류의 병상에 일어나는 것으로서 몸 안에 저장되어 있다가 필요에 의해 내분비물로 변화되어 혈액 중으로 분비된다.

갑상선 호르몬은 티록신(thyroxine)이라고 부르며, 옥소를 포함하고 있다. 전신의 조직 대사를 항진시켜 산화 작용을 강하게 하며, 기초 대사율을 높이지만, 지나치게 분비되면 맥박이 빨라지는 동시에 체온 상승, 안구 돌출과 같은 증상이 나타나는 바세도씨 병(basedows diesease)을 유발한다. 소아기에 갑상선 기능이 감소되어

호르몬 이름	생리 작용	반응
성장 호르몬	뼈 성장 당 대사 지방 대사를 도움	분비량이 많으면 거인이 되고, 분비량이 적으면 난쟁이가 됨 당의 소비를 억제함 에너지원이 됨
황체 자극 호르몬	난즙 분비 촉진함 황체 유지와 배란을 억제함	황체 호르몬인 프로게스테론(progesterone)을 유지함, 성선 자극 호르몬 분비를 억제함
갑상선 자극 호르몬	기초 대사 증진, 단백질 분해를 촉진, 저장된 지방 분해를 함	세포 사립체 물질 유지 소변으로 배설되는 질소의 양을 증가시킴
부신피질 자극 호르몬	환경 변화, 정신적 스트레스, 외상, 세균 감염 등에 대한 저항성을 증진함	부신피질의 부피가 늘어나면 호르몬 분비가 증가하고, 부신피질의 부피가 줄어들면 호르몬 분비가 감소함
난포 자극 호르몬	남자는 고환을 자극하여 정자 성숙을 촉진, 여자는 난소를 자극하여 난포 성숙을 촉진시킴	여성 호르몬의 대표인 에스트로겐 분비가 증가하여 성 본능 에너지가 커짐
황체 형성 호르몬	남자는 고환의 간세포를 자극하여 남성 호르몬인 안드로겐 분비를 촉진시킴	

호르몬 분비가 부족하면 신체 발육과 발달이 저하되고, 지능 발달이 정지되면서 생식기 발육이 지연되는 크레틴 병(ctinism)이 생긴다. 성인이 갑상선 기능이 감소되면 물질 대사가 저조해지는 결과 장기의 기능이 감퇴하여 피하조직의 수분이 증가되면서 점액 수종(myxeclema)이 생긴다.

신체 내 호르몬 분비 조절은 뇌하수체가 맡고 있다. 뇌하수체는 뇌의 밑면에 짧은 줄기 모양으로 붙어 있고, 무게가 $0.5{\sim}0.6g$ 정도이다.

영화나 비디오를 보다 보면 주인공인 남자 배우가 상대방과 치고받고 싸우다가 목덜미를 강하게 때린다든지, 목을 비튼다든지 목덜미에 침을 꽂아서 죽이는 장면을 접할 때도 있다. 예를 들면, '키스 오브 드래곤' 이란 영화에서 이연걸이란 남자 배우가 상대방의 목덜미에 침을 꽂아 죽이는데, 이것은 필자가 생각할 때 뇌하수체에 침을 꽂음으로써 체내 호르몬 분비에 문제를 만들어 상대방을 죽음에 이르게 하는 것 같다. 이 경우를 볼 때 뇌하수체가 체내 호르몬 분비 조절을 관리하고 있으며, 목덜미 쪽에 위치함을 알 수 있다.

어느 날 초등학교에 다니는 아들이 힘센 여자 아이에게 맞아서 울면서 집에 돌아온 적이 있었다는 이야기는 초등학생이 있는 주변 사람들에게서 종종 들을 수 있는 이야기이다.

초등학교 다니는 남자 아이가 여자 아이들에게 맞는 것은 어쩌면 자연스러운 일이다. 그 이유는 다음과 같다. 남자는 2년×8세를 해서 16세가 되면 생식이 가능한 청년의 나이가 되는데, 이때 남성 호르몬인 테스토스테론과 안드로겐이 분비된다. 여자는 2년×7세를 해서 14세가 되면 초경이 시작되고, 여성 호르몬인 에스트로겐이 분비된다. 그러니까 남자 16세, 여자 14세 이전까지는 성 호르몬의 차이가 나타나지 않는 시기이므로, 초등학생 남자 아이가 여자 아이한테 맞을 수 있다는 이야기이다.

일반적으로 남자는 16세가 되면 안드로겐이 고환의 레이딕(leydig) 세포에서 분비되면서 성 본능 에너지가 생성된다. 이때부터 성기와 생식기가 발달하고, 신체 골격이 성장되며, 목소리가 굵어지면서 몸무게가 늘어나고, 근력 증가 현상이 나타나 남성화된다.

신장은 남자 20세, 여자 18세 때에 성장이 끝나고, 30세 이후부터는 약간씩 줄어든다. 몸무게는 남자, 여자 모두 40세에서 50세까지 최대치가 되고, 50세 이후에 감소가 시작하여 60세 이후에는 급격히 줄어든다.

성장 호르몬이 10세 이전 아이들에게 정상적으로 분비되면 키가 정상치로 자라지만, 너무 지나치게 분비되면 거인증에 걸려 정상치보다 더 커질 수 있다. 따라서 10세 이전의 아이들이 있는 부모는 자녀를 잘 관찰하여 보통 아이들에 비해 키가 너무 작다고 생각되면 전문 의사를 찾아가서 성장 호르몬 주사를 맞히는 것이, 나중에 자녀가 어른이 되었을 때 부모님 때문에 키가 작다는 원망을 듣지 않을 수 있는 방법 중 하나이다.

남자와 여자의 수명에도 호르몬이 관여하고 있는데, 성 호르몬의 차이로 남자보다 여자가 수명이 길다.

여성은 약 14세 때부터 여성 호르몬이 분비되면서 혈관의 탄력성을 높여 동맥경화나 심장병을 예방한다. 그리고 근육 운동 시에 신경 충격 물질의 전달 속도를 느리게 하여 남자보다 근육 피로가 덜하고, 피로 회복 속도도 빠르게 한다.

반면에 남자는 약 16세부터 남성 호르몬의 하나인 테스토스테론이 분비되는데, 이것은 세월이 지나면서 혈액이 응집되는 것을 촉진시켜 동맥경화를 일으키고, 지방 찌꺼기인 콜레스테롤의 양을 증가시켜 심장병을 악화시키는 작용을 한다. 안드로겐은 심장 기능에 이상을 일으킬 수 있는 안드로겐 리셉터(androgen receptor)가 존재하여 심장병을 악화시킨다. 그러므로 여자가 남자보다 오래 살 수 있는 확률이 높다.

또한 남자들은 일상생활에서 여자들보다 술을 많이 마시고, 담배를 피우며, 직장일로 밤을 새운다든가 가족들의 생계를 책임지는 사람으로서 지나친 스트레스를 받기도 한다. 지나친 스트레스는 야성의 뇌인 간뇌를 자극시켜 노르아드레날린이라는 호르몬을 배출시키면서 극도로 화가 나게 만든다. 이때 혈압이 상승되고, 심장 박동수가 일시적으로 줄어든다. 그러면 심장이 압박을 받고 심장마비가 오면서 죽게 된다.

사람을 죽음에까지 이르게 하는 내분비기관의 호르몬들도 자동차의 엔진을 부드럽게 움직이게 하는 윤활유와 같은 역할을 하므로 비교적 적은 양이지만 반드시 필요하다.

이성 호르몬인 도파민은 정신력의 원천으로 판단, 추리, 기획, 창의 등 이성 활동을 수행하고, 부족하면 파킨스 병을 일으킨다. 파킨스 병은 세계적인 권투 선수 무하마드 알리가 걸린 병으로, 표정이 없어지면서 가면 같은 얼굴이 되고, 팔과 다리가 뻣뻣하게 굳어버리며, 근육이 끊임없이 경련을 일으키는 증세가 나타나는 병이다.

감성 호르몬으로는 엔도르핀과 세로토닌이 있다. 엔도르핀은 α, β, γ, δ 파의 네 가지 종류가 있는데, 신체 내에서 가장 좋은 영향을 끼치는 β 엔도르핀은 마약의 일종인 모르핀보다 진통 효과와 쾌감 작용이 약 7배나 높다. 세로토닌은 자동차의 브레이크와 같은 조절 기능을 하는데, 흥분 억제, 에너지 사용량 조절, 수면 유도 등과 같은 일을 한다.

야성 호르몬인 아드레날린은 인체를 원기 왕성하게 만들어주는 파워 호르몬으로 공포의 호르몬이라고 불리며, 뱀의 독보다 독성이 강하다. 분비량이 많아지면 불면증, 고혈압, 당뇨병, 협심증이 생긴다.

이 외에 노르아드레날린은 혈관 조절, 호르몬 조절, 체온 유지, 배뇨 조절 등의 일을 한다.

호르몬들은 옛날부터 좋은 방면으로도 사용되었고, 나쁜 쪽으로도 사용되었다. 제2차 세계대전 때는 독일 군인에게 사용하였다는 보고가 있는데, 스테로이드 계통의 약물을 전쟁에 나가는 병사들에게 먹임으로써 근육을 강화하고 야성적인 본능을 일으켜서 죽음을 무릅쓰고 용감히 싸우게 만들었다는 것이다. 현재는 운동 경기에 호르몬 사용을 금지시켰으나, 1964년 동경 올림픽 전까지는 사용 금지법이 없어 운동선수들 사이에 이용되다가 도핑 테스트(doping test)를 실시함에 따라 호르몬 사용이 금지되었다.

자녀가 다른 아이에 비해 느리게 성장한다면 10세 정도까지 두고 보다가 10세가 지나면 병원에 데리고 가서 진단을 받아 보고, 성장 호르몬 주사를 맞히는 것도 신체 발달에 매우 효과적일 것이다.

이상 내용으로 보아 호르몬이 인체에서 하는 역할은 세포 신진 대사를 원활히 하고, 세포막을 통한 물질 이동, 세포에서 화학적 반응 비율을 조정하는 것 등이다.

그러나 너무 많은 양의 호르몬이 장시간 분비되면 질병이 생긴다. 지나친 것은 모자라는 것보다 못하다는 말처럼 호르몬도 조화와 균형을 맞추어 분비되어야 한다.

인체 중 대뇌에서 만들어지는 호르몬의 종류와 작용은 다음 그림과 같다.

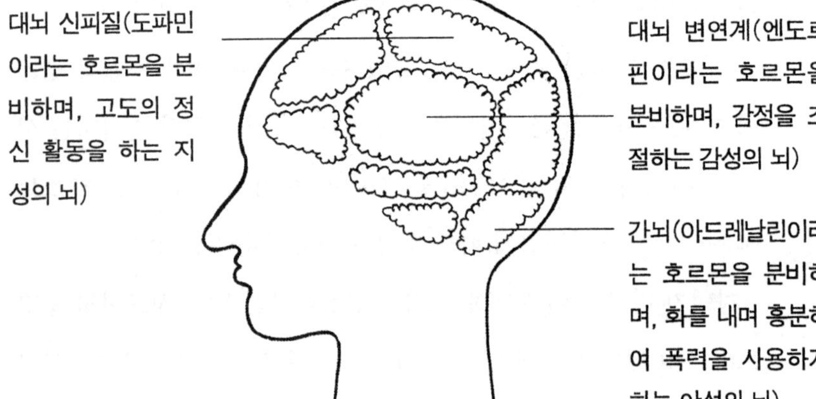

대뇌 제일 윗부분에 위치하는 대뇌 신피질은 도파민이라는 호르몬을 분비하며, 고도의 정신 활동을 하는 지성의 뇌로 불린다.

대뇌 중간에 있는 대뇌 변연계는 엔도르핀이라는 호르몬을 분비하고, 감성의 뇌로 불리며, 감정을 조절한다.

대뇌 맨 밑에 위치하는 간뇌는 아드레날린이라는 호르몬을 분비하고, 야성의 뇌로 불리는데, 화를 내면서 흥분하고 폭력적인 행동을 하게 한다.

대뇌 변연계에서 만들어지는 엔도르핀은 인체에서 만들어지는 호르몬 중에서 가장 좋은 효력을 나타내는 물질로 행복 호르몬이라 불려진다. 인체 바이오리듬 중에서 감성리듬을 좌우하며, 모든 사람이 느끼고 공감하는 여러 가지 현상에 대해 긍정적인 사고 방식과 적극적인 자세를 가지게 하여 정신적인 안정감을 준다.

엔도르핀은 인체 통증을 제거해 주는 20여 종의 물질로 만들어지며, 인체에서 자연적으로 만들어지는 내인성 모르핀(emdogenous morphine)으로 중독성이 없다. 아편의 주성분인 모르핀보다 효과가 7배나 강해 신체가 받는 스트레스에 반대 작용을 하면서 불안과 우울증 증세를 감소시키고, 자신감과 신체 방어 능력을 향상시켜 일상생활을 즐겁게 해준다. 일본의 하루야마 시게오 박사는 『뇌내혁명』이라는 저서에서 '엔도르핀은 신체 전체의 건강을 좌우하는 열쇠'라고 하였다.

그러나 체내의 신체 관리나 지나친 정신적 스트레스로 엔도르핀 분비가 줄어들면 불안과 우울증이 심해지고, 극심한 정신적 스트레스로 신체적인 자각 증상이 나타나며, 견딜 수 없는 신체 고통이 따르게 된다.

엔도르핀은 1976년에 스코틀랜드의 학자에 의하여 발견되었다. 1976년 동물의 뇌에서 추출된 모르핀과 같은 펩티드로, 내인성 모르핀과 같은 물질이라 하여 엔도르핀으로 명명하였다.

앞에서 말한 α, β, γ, δ의 네 가지 종류의 엔도르핀은 각각 뇌하수체 전엽에서 분비되는 리포트로핀의 아미노산 배열 61~76번(α-엔도르핀), 61~91번(β-엔도르핀), 61~77번(γ-엔도르핀), 61~81번(δ-엔도르핀)에 해당한다.

네 종류의 엔도르핀 중에서 생리적으로 중요한 것은 β-엔도르핀이다. β-엔도르핀은 신체 운동을 하면 만들어지고, 모르핀 수용체에 작용하여 모르핀과 같은 진통제 역할을 한다. 이를테면 중추신경계에 작용하여 아세틸콜린, 노르에피네프린, 도파민 등의 신경

전달 물질의 방출을 억제함으로써 진통 작용을 한다. 이 밖의 생리 작용으로는 성장 호르몬과 프롤락틴의 방출을 촉진하는 역할이 알려져 있다.

비슷한 물질로 엔케팔린(메티오닌엔케팔린과 유신엔케팔린 2종류가 있음)이 있는데, 이것도 모르핀과 같은 진통 작용을 하므로 엔도르핀과 함께 내인성 아편제제 또는 오피아이드펩티드로 총칭된다.

엔도르핀을 분비하는 대뇌 변연계는 인간의 종족 보존 욕구, 자아실현 욕구, 집단 유지 욕구를 대뇌 신피질과 함께 유기적으로 실행하고 있다. 인간의 종족 보존을 위해 성욕과 부성애 및 모성애를 일으키고, 자아실현을 위해 식욕을 일으키며, 잠을 잘 자게 하고 충분한 휴식을 하게 하며, 정신계를 관장하는 대뇌 신피질의 전두엽과 긴밀히 협조하여 고차원의 자아실현을 위한 고도의 창조성, 의욕, 경쟁심 등이 생겨나게 한다. 또한 집단 유지 욕구를 실현하기 위해 그 모체가 되는 협동심, 양보심, 봉사정신 등의 사회적 덕목을 관장하고 있다.

웃음, 땀, 침술, 가공, 요가, 명상, 적당한 스트레스, 긍정적인 사고방식, 적극적인 운동 등은 대뇌 변연계를 자극해 엔도르핀을 많이 분비시켜준다.

엔도르핀이 분비되면 아무리 병적인 사람이라도 안정을 되찾아 상대를 소중히 여기며 애착을 느끼게 되는데, 체내에서 분비되는 화학 물질이 일종의 진통제로서 핏속의 백혈구를 활성화시켜 발병의 기회를 막아 주는 역할을 하여 건강에도 도움이 되기 때문이다.

자신의 능력에 맞는 적당한 운동은 각종 호르몬 분비를 균형 있게 조절하여 건강한 삶을 누리게 해 준다. 예를 들어, 인슐린이 적게 분비되면 혈중 포도당을 제대로 운반하지 못해서 문제가 생기고, 이러한 상태가 계속 진행되면 성인병의 일종인 당뇨병으로 진전된다. 따라서 건강을 잃은 후 평소 운동을 안 한 것에 대해 후회하지 말고 건강은 건강할 때 지켜야 한다.

우리나라는 4계절이 뚜렷하다. 봄, 여름, 가을, 겨울이라는 4계절의 기후를 외국 사람들은 무척 적응하기가 힘들다고 한다. 4계절 다른 기후로 생활 유지에 들어가는 재정도 동남아시아 국가에 비하면 많이 든다. 옷을 사도 4계절마다 마련해야 하고, 여름에는 냉방비, 겨울에는 난방비를 지출해야 하므로, 한 계절만 있는 나라에 비하면 생활 유지비만 해도 2~3배가 많이 든다.

자연 조건에 변화가 많은 우리나라에서 생활하려면 후천적으로 모든 상황에 빨리 적응해야만 살아갈 수 있을 것이다. 따라서 우리나라 사람들은 빨리 적응해야 하는 환경 탓인지 성격이 다혈질이 되고, 입에서는 빨리빨리 라는 말이 저절로 튀어나오는 것 같다. 우리나라에서나 외국에서나 우리나라 사람들이 식당에 앉자마자 하는 말은 "빨리 주세요."이다. 이러한 현상은 4계절 기후에 적응하기 위한 체내 호르몬이 계절에 따라 다르게 증가하기 때문이다.

우리나라 여름은 너무 덥기 때문에 알데스테론이라는 호르몬이 증가되는데, 이것은 땀을 많이 분비시키면서 소변 배설을 억제시키는 작용을 한다. 반면, 겨울은 너무 춥기 때문에 갑상선 호르몬과 부신의 아드레날린 호르몬이 증가된다. 겨울에 갑상선 호르몬이 증가되는 이유는 추운 날씨에 신체의 에너지 이용이 많기 때문이고, 부신의 아드레날린이 증가되는 까닭은 추운 날씨로 혈관이 수축하여 혈압이 증가되기 때문이다.

이와 같이 모든 상황이나 환경에 자동적으로 적응하며 대처하는 인체 모든 호르몬계의 종합 중추는 간뇌의 시상하부에서 이루어진다.

호르몬이란 내분비선에서 만들어지는 화학 물질로서 미량으로도 특정 기관과 물질 대사에 관여하여 신체 발육을 촉진한다. 자극이 인체에 가해지면 대뇌 피질이 먼저 신호를 받아서 간뇌의 호르몬을 분비시킨다. 간뇌의 호르몬 분비는 뇌하수체에 의해서 조절되는데, 뇌하수체는 대뇌의 밑면에 붙어 있는 무게 0.5∼0.6g의 작은 선과 같이 생긴 짧은 줄기로 뇌와 연결되어 있다.

인체에서 분비되는 호르몬 중에서 페로몬(pheromon)은 동물이나 곤충이 동질류에게 서로 어떤 행위를 하게 하거나, 서로의 의사를 전달하는 매체로 사용하는 체외 분비성 물질을 이르는 말이며, 체외로 배출되어 다른 개체의 생리적 기능을 변화시키는 화학 물질이다.

페로몬은 주로 하등 생물(곤충, 효모, 어류)들이 짝짓기할 때 이성을 흥분시켜 유인하기 위하여 사용한다. 사람들도 마찬가지로 지하철이나 버스 안 또는 길거리에서 유독히 어떤 이성에 대해서 매우 끌린다는 느낌을 받아 본 적이 누구나 한 번쯤은 있을 것이다.

그 이유는 인간에게도 상대편 이성으로 하여금 무의식적으로 성적 매력을 느끼게 하고, 강하게 끌리게 하는 페로몬이 있기 때문이다.

아주 먼 옛날에는 인간도 동물처럼 네 발로 기다시피 하면서 다녔다고 하는데, 그때는 코를 땅에 대고 다녔기 때문에 냄새를 잘 맡았을 것이다. 그러다 세월이 흘러 두 발로 걷게 되면서 고개를 들게 되었고, 고개를 들게 되면서 후각이 퇴화하고 대신에 시각이 매우 발달하게 되었다고 한다.

오랜 옛날부터 페로몬은 인간의 후각을 자극하여 상대가 남자인지 여자인지를 판단하게 하고, 성 관계를 할 때인지 말아야 할 때인지를 판단하게 하였으며, 이성을 유혹하는 냄새를 풍겼다. 최근 들어서 인간도 다른 동물들과 마찬가지로 생물학적 성분인 페로몬의 영향을 받아 섹시함과 끌림의 본능을 느낀다는 사실이 과학적으로 증명되었다.

사람은 콧속으로부터 약 1cm 뒤에 0.1mm 가량의 구멍이 두 개 있는데, 그곳이 페로몬만을 감지하는 서골비기관이다. 남녀가 순간적으로 끌리는 것은 페로몬이 제2의 후각 신경을 통해 뇌로 전달되어 무의식적으로 성적 본능을 자극하여 호감을 느끼게 하기 때문이다. 후각은 시각이나 청각보다 인간의 뇌에 훨씬 더 강력하게 전달되므로, 페로몬은 이성의 호감을 끌어내는 데는 최고 효과가 있다고 할 수 있다.

최근 실험을 통해 사람의 체취도 강력한 성 유인제로 사용될 수 있음이 드러나 많은 사람에게 흥미롭게 인식되고 있다. 실험 방법은 동일한 남자가 2~3일간 샤워를 하지 않아 체취가 심하게 날 때와 매일 샤워를 하여 청결할 경우 얼마나 여성을 잘 유인하는지를 실험해 본 결과 놀랍게도 체취가 심할 때 여성을 더 잘 유인하였다. 이것은 남성의 체취가 여성을 유인하는 페로몬으로 작용하였기 때문이다. 그러나 남성의 체취는 같은 동성에게는 불쾌감을 유발하여 눈살을 찌푸리게 만들었다. 이것은 남성들이 본능적으로 자기 이외의 다른 남성이 여성을 유인하는 것을 경계하기 때문이라고 풀이되고 있다.

상대방의 페로몬 분비를 촉진시키기 위해 조선 시대에는 양반집 여인들이 사향 주머니를 차고 다녔고, 기생들 역시 사향을 은밀한 곳에 넣어 냄새를 많이 나게 했다는 이야기가 있는가 하면, 2차 세계대전 때 전선에 나가 있는 미군 장병들은 위문품으로 여성이 입었던 팬티를 받아 코에 대고 냄새를 맡으면서 엄청난 위안을 받았다는 이야기도 있다.

사람이 풍기는 체취도 이성적인 사랑을 느끼게 하는 페로몬 즉 호르몬의 일종이다. 이로써 이성간의 사랑도 두뇌의 화학적 작용으로 일어난다는 것이 입증되었다.

페로몬이 이성에게 호감을 느끼게 하면, 그 단계에서 도파민이라는 호르몬이 분비되어 쾌감의 전령사 구실을 한다. 또한 상대방을 껴안고 싶은 충동을 느낄 때는 옥시토신이란 호르몬이 분비되어 성적인 만족감을 높여준다.

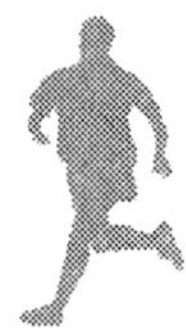

CHAPTER 20

인체의 대들보 척주 이야기

사람의 허리 부분은 척주로 이루어져 있고, 신경, 혈, 기맥이 흐르는 인체의 뿌리로서 집으로 비유하면 대들보에 해당된다.

사람의 척주는 모양이나 크기가 각각 다른 뼈들로 연결되었으며 다음과 같은 작용을 한다.

신체를 지지한다 → 몸의 대들보

척수 보호 → 척수신경 보호

운동 → 수동적인 운동 → 근육 운동

조혈 작용 → 적혈구, 백혈구, 혈소판

골수 → 항체 생산

용수철 작용 → 신체 내외로 힘을 분산시키거나 전달

신체 운동 시 모든 힘은 척주에서 나온다

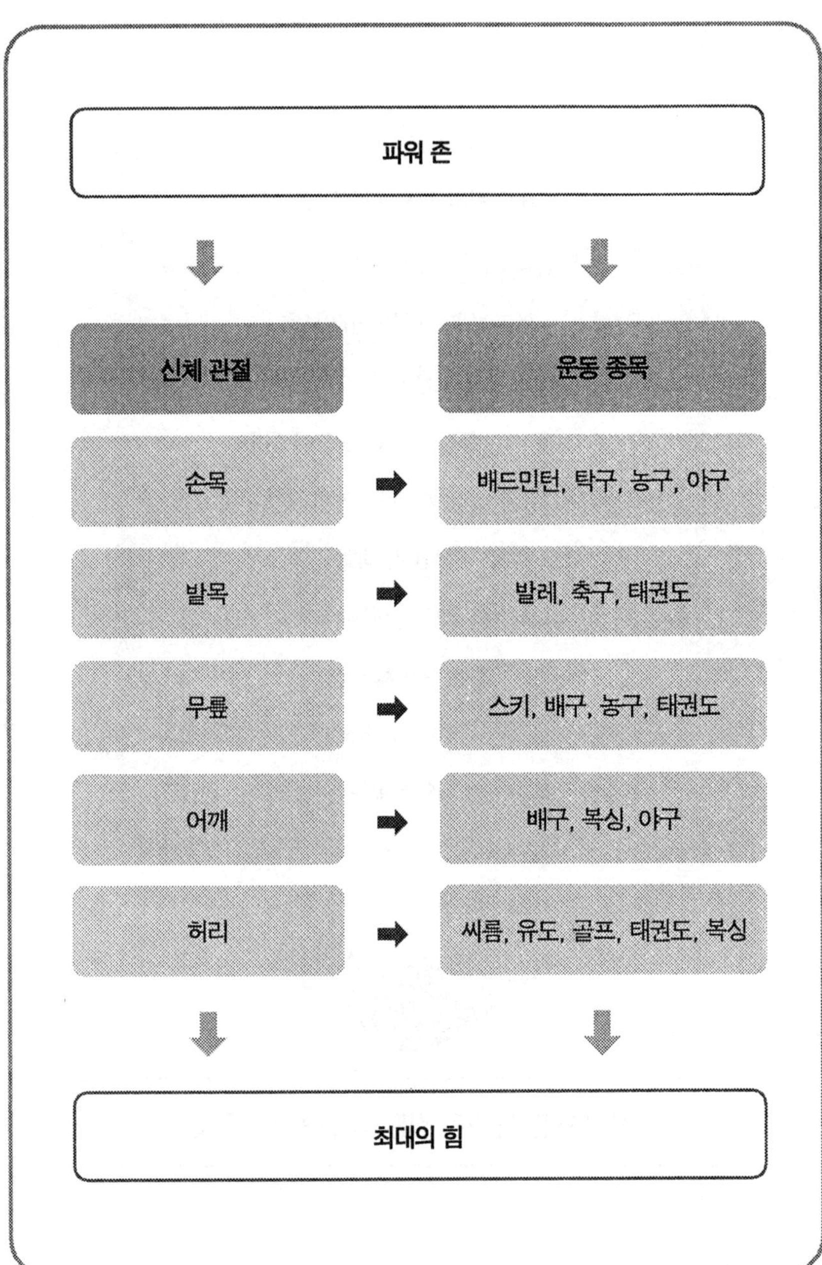

파워 존

신체 관절
운동 종목

손목
배드민턴, 탁구, 농구, 야구

발목
발레, 축구, 태권도

무릎
스키, 배구, 농구, 태권도

어깨
배구, 복싱, 야구

허리
씨름, 유도, 골프, 태권도, 복싱

최대의 힘

신체 움직임의 모든 힘은 척주에서 나온다. 경제 법칙에서도 최소의 비용을 투자하여 최고의 수익을 만드는 것이 가장 좋은 방법이라고 하듯이 신체 운동 역시 최소의 힘을 들여 최대의 힘이 생겨나게 하는 것이 좋다.

최소의 힘으로 최대의 힘이 생겨나게 하는 것은 신체 부분 가운데, 허리, 무릎, 어깨, 손목, 발목 등의 관절들을 제대로 사용하면 가능하다. 신체 운동에서 관절들을 제대로 사용하여 큰 힘을 내는 것을 파워 존(power zone)이라고 부른다.

파워 존은 인체의 관절 운동에 의해 지배를 받는다. 파워 존을 운동 종목에 따라 제대로 이용할 수 있어야 보다 나은 운동 기술을 만들어낼 수 있다.

척주는 경추 7개, 흉추 12개, 요추 5개, 선추 5개, 미추 3~5개로 총 32~34개의 척주골로 만들어져 있다. 제1경추인 환추가 두개골을 받치고 있으며, 몸통에는 늑골들이 틀을 만들어 안에 있는 여러 가지 장기들을 보호하고 척주 안에 구멍을 만들어 척수를 고이 간직하고 있다.

척주는 두 가지 부분으로 나눌 수 있는데, 신체 운동을 할 수 있는 경추, 흉추, 요추 부분을 진짜로 보아 진성 척주골이라고 이야기할 수 있고, 신체 운동을 하는 데 하나도 도움이 되지 않는 선추, 미추 부분을 가짜라고 보아 가성 척주골이라고 이야기할 수 있다.

진성 척주골 중에서 끝부분에 해당하는 요추 4번과 5번은 신체 운동 시 가성 척주골과 맞물려 척주골 중에서 가장 갈등과 충돌이 심한 부분으로 신체 내외적으로 모든 힘이 쏠린다. 다시 말해 신체 운동을 하면 모든 힘이 요추 4번과 5번에 집중되어 버린다는 의미이다.

예를 들어, 오른손에 10kg의 물건을 쥐고 무심결에 양 무릎을 편 상태로 들면 요추 4번과 5번에 16배의 힘이 집중되어 160kg의 무게가 충격을 주게 되어 삐끗하는 느낌을 받으면서 결국은 허리 디스크라는 요통이 생긴다.

남녀노소 누구나 무거운 물건을 들 때는 항상 양손을 쓰고, 양쪽 무릎을 구부리며, 배꼽 부분에 무거운 물건을 최대한 붙여서 마치 역도 선수들이 바벨을 드는 동작을 연상하면서 들어 올려야 요통

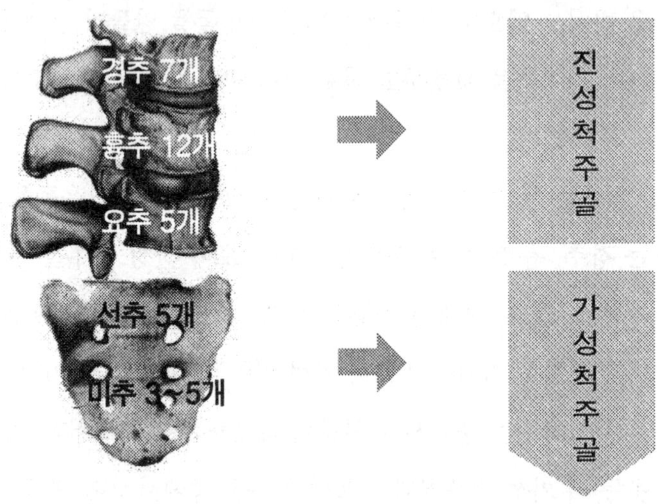

을 예방할 수 있다. 한 번 허리를 삐끗하면 평생 나을 수 없는 불치병이 될 수 있으므로 평소에 주의할 필요가 있다.

주부들이 남편이 없는 동안 집에서 무거운 물건을 드는 경우가 있는데 그러다가 자칫하면 허리병이 생길 수 있다. 주부들은 자신보다는 힘이 센 남편이 집으로 돌아오면 무거운 물건을 들어달라고 부탁하여 평생 불치병인 허리병을 예방하는 것이 건강 수명을 늘리는 방법 중 하나이다.

건강한 척주를 유지하기 위해서는 바른 자세가 매우 중요하다. 평소에 나쁜 자세를 유지하면 척주 만곡에 문제가 생기기 때문이다.

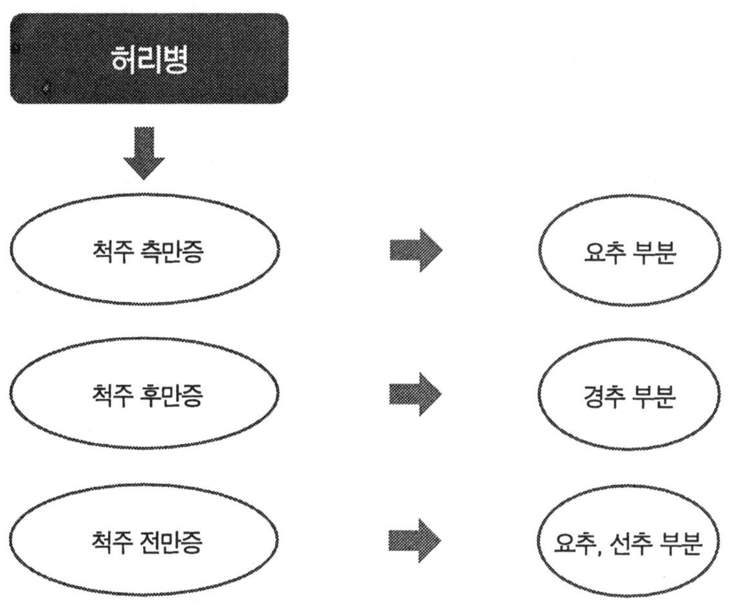

인간은 나이가 먹어가면서 척주 만곡 이상 현상이 나타나는데, 척주 만곡 이상 현상의 원인으로는 선천적인 경우와 후천적인 경우가 있지만, 후천적인 요인이 약 70% 이상을 차지한다.

후천적인 척주 만곡 이상은 장기간 병상에 있는 사람이나 영양이 불량한 사람, 운동 부족으로 등 부분과 근육의 발육이 부진한 사람, 항상 상체를 앞으로 굽혀 일을 하는 사람, 생활 자세가 나쁜 사람, 상습적으로 편측 부하를 받는 운동을 하는 사람에게서 볼 수 있다.

척주 만곡 이상은 측만증, 후만증, 전만증 등의 몇 가지 형태로 변화가 일어난다. 측만증은 어릴 때 바르지 못한 자세를 습관적으로 해온 결과로 척주가 옆 방향으로 구부러지는 것이며, 후만증은 척주골이 질병으로 감염되어 체중을 지탱할 수 없게 되자 척주가 뒷방향으로 구부러지는 현상이다. 전만증은 굽 높이 5cm 이상의 구두를 자주 신는 여성에게서 나타나는데, 척주가 앞 방향으로 이상 만곡되는 현상으로 요통의 원인이 된다. 만약 인간의 신체가 척주 만곡이 이루어져 있지 않다면 하루도 살기 어려울 것이다.

뉴턴이 발견한 만유인력의 법칙에 의하면, 인간이 허공에 둥둥 떠다니지 않고 땅에 양발을 딛고 일상생활을 하는 것은 땅에서 인간을 끌어당기는 힘과 하늘에서 내려오는 힘이 있기 때문에 가능하다고 한다.

이러한 눈에 보이지 않는 힘은 굉장한 것으로 인간이 신체를 움직일 때도 나타나는데, 평상시 걸을 때는 자기 체중의 1.5배에 이르는 힘이 발과 발목 및 무릎에 실리고, 빠른 걸음으로 걸을 때는 체중의 2배에 해당하는 힘이 발과 발목 및 무릎에 실리며, 뛸 때는 3배의 힘이 실려 발과 발목과 무릎이 받는 충격이 척주를 통해 뇌에까지 이르게 된다.

척주의 만곡은 용수철과 같은 원리로서 신체 충격을 충분히 완화시켜 건강한 삶을 영위하게 한다. 만약 척주가 만곡이 없이 일직선으로 만들어졌다면 이 같은 충격들이 곧바로 뇌에 전달되어 신체를 움직일 때마다 뇌가 충격을 받아 오래 살지 못할 것이다.

등뼈라고 불리는 척주는 머리를 받치며, 늑골이 붙는 틀이 되고, 중추신경의 일부인 척수를 담고 있으며, 체형을 형성하여 체중을 지지하고, 신체 활동 시 몸통을 틀거나 굽히는 일을 담당하는 인체 골격의 중심을 이루는 뼈이다. 척주골이 있는 동물은 몸의 좌우가 대칭인 것이 특징이다.

인간의 척주는 전체가 적당하게 S자형의 만곡을 이루고 있는데, 만곡으로는 경부만곡, 흉부만곡, 요부만곡, 선미만곡의 네 종류가 있고, 이 중에서 경추 부위와 요추 부위가 전방으로, 선추 부위가 후방으로 만곡을 만들고 있다. 경추와 요추 부위를 전굴, 선추 부위를 후굴되었다고 하며, 이러한 만곡은 인간이 직립할 때 인체 중력의 평형을 유지하기 위한 것이다.

태아 및 신생아는 다른 사지 동물과 마찬가지로 등쪽이 만곡을 이루는데, 이를 1만곡이라 부른다. 1만곡은 머리 및 몸통을 지지하는 동시에 발과 무릎에서 머리로 전달되는 충격을 완화시킨다.

척주의 정상적인 운동 범위는 척주관의 선형 변화와 용적 변화 그리고 운동과 관련된 조직들 사이에 한정된다. 신체 몸통의 횡단면은 바퀴와 축에서 두 가지 형을 나타내는데, 몸통을 돌리기 위한 힘은 직접적인 요인인 축, 즉 척주에 가해지는 것으로 척주 요추 부분은 작은 원주이고, 가슴통과 견갑골, 등, 팔을 포함한 몸통의 윗부분은 큰 원주이다. 허리 회전으로 가슴과 어깨를 크게 움직일 수 있고, 손에 도구나 기구를 잡고 팔을 편 자세로 척주를 회전시키면 손끝에 회전 속도가 커져 큰 힘의 회전력을 얻을 수 있다. 따라서 신체 운동 시 모든 힘은 허리에서 나온다.

허리가 건강해야 모든 일에 자신감이 생기고, 신체 운동에서 최대의 힘을 발휘할 수 있다. 허리를 튼튼하고 건강하게 만드는 가장 좋은 운동 종목은 수영이다. 현명한 부모라면 반드시 어릴 때부터 수영을 시켜 아이가 성인이 되었을 때 허리가 튼튼하고 건강하게 해주어야 한다.

척주에 문제가 생기면 척주 안에 있는 척수 신경을 건드려 허리나 다리가 아프고, 비가 올 때면 허리에 통증을 느껴 이른바 '일기 예보관'이 된다. 평생 일기 예보관이 되는 것이 무섭다고 생각되면 어릴 때부터 신체의 오른쪽과 왼쪽이 대칭을 이루면서 X자 형으로 균형을 유지할 수 있도록 여러 가지 운동을 하여야 한다.

신체의 대칭과 균형을 유지하며, 척주를 반듯하게 만드는 운동으로는 맨손 체조, 스트레칭 체조, 달리기, 수영, 걷기 등이 있다.

부모들은 자녀로 하여금 적당한 종목을 선택하여 어릴 때부터 운동을 하게 함으로써 신체 균형을 유지하고, 건강한 척주 만곡을 이루게 하여 평생 건강한 삶을 누리게 하여야 한다. 특히 아이가 아들일 경우에는 척주에 관계되는 맞춤 운동을 하게 해야 한다. 남자는 허리가 건강해야 아내에게 사랑받고, 자신감 넘치는 남편으로 살아갈 수 있기 때문이다. "모든 힘은 허리에서부터 나온다."는 말은 허리가 얼마나 중요한지를 알려준다.

부모로서 자식들을 사랑한다면 재산을 많이 남겨 주는 것보다도 건강하게 성장할 수 있는 길을 열어 주는 것이 중요하다. 어릴 때 제대로 된 맞춤 운동을 하지 않으면 평생 동안 건강하지 못한 삶을 살 수도 있다. 따라서 부모는 책임감을 가지고 자녀에게 맞춤 운동을 찾아주어야 한다.

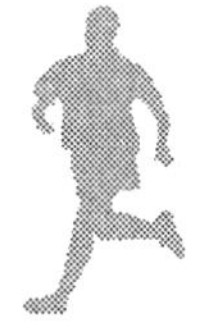

CHAPTER 21

제대로 된 걷기와 달리기 이야기

걷기는 달리기 운동에 비하여 오랜 시간 운동을 하여도 몸에 무리가 없게 체중을 줄일 수 있으며, 체지방을 없애는 데 가장 효과가 큰 운동 종목 중 하나이다. 제대로 된 운동을 처음 하려는 사람들이 돈 안들이고 쉽게 할 수 있는 운동이 걷기와 달리기이다.

일반적으로 사람들은 걷기나 달리기를 쉽게 생각하고 무턱대고 시작하려고 하는데, 걷기나 달리기 운동도 기초 지식을 가지고 해야 한다. 이 운동도 기초 지식 없이 하면 신체 부상이나 상해를 입게 된다. 사람은 중력법칙에 의해 살아가고, 체중에 지배를 받기 때문이다.

걷기와 달리기 운동을 할 때 시간이 지나면서 변화하는 체내 에
너지 소모량을 비교하면 다음과 같다.

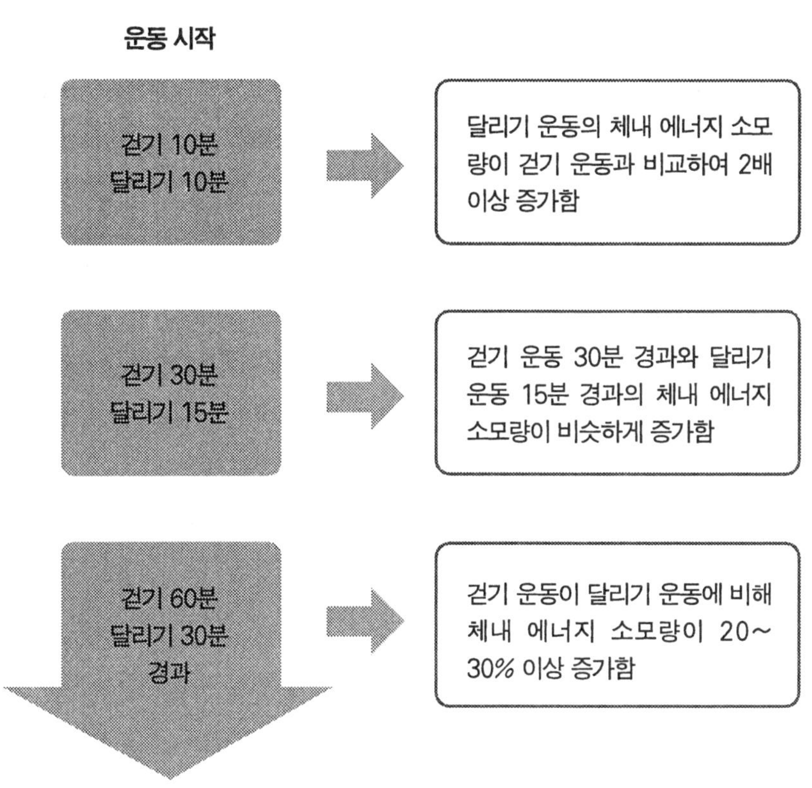

걷기나 달리기 운동을 할 때 체중은 일반적으로 다음과 같이 인
체에 영향을 미친다.

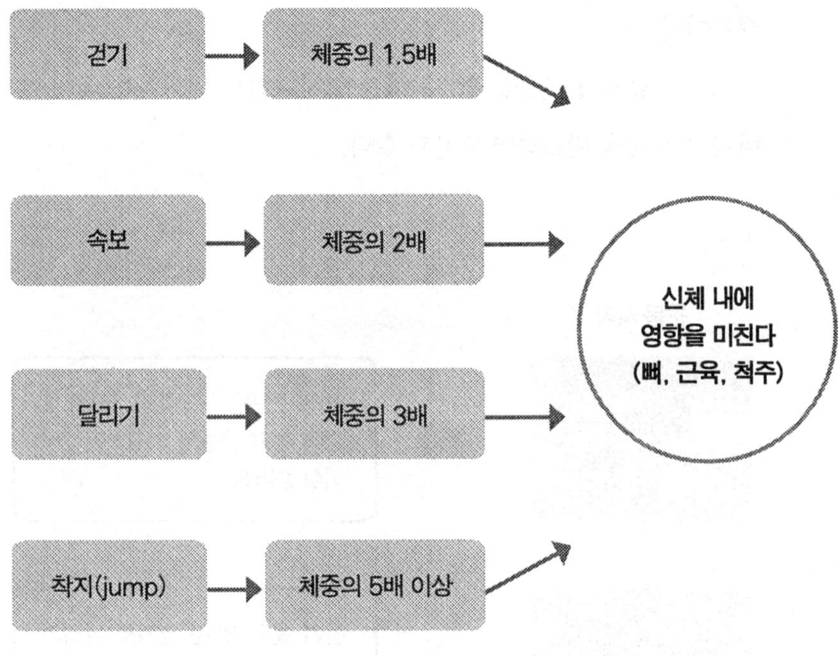

걷기 운동을 말하기 전에 심박수와 운동에 관해 먼저 알아보자. 신체 운동을 전혀 하지 않은 상태나 충분한 휴식을 한 후에 주로 손목 부분에 위치한 요골 동맥을 손가락으로 지그시 눌러 맥박수를 측정하는 것을 안정 시 심박수라고 한다. 일반 성인들은 안정 시 심박수가 분당 70~75회가 정상인데, 장시간 운동을 한 사람이나 운동선수들은 안정 시 심박수가 40~45회로 일반 성인과 비교해서 1분당 평균 30회 정도 적다.

두말할 것도 없이 안정 시 심박수가 느린 사람들이 더 건강한데, 심장도 쉴 때는 남들보다 많은 휴식을 취하는 것이 좋기 때문이다.

심장이 쉴 수 있는 정도가 1분당 30회라고 생각하면 적게 느껴질 수도 있지만, 1시간으로 계산하면 30회×60분=1,800회이고, 1일이면 1,800회×24시간=43,200회이다. 이를 1개월, 1년으로 계산해 보면 엄청난 차이가 난다. 이러한 엄청난 차이를 이해하면 당장 오늘부터라도 걷기 운동을 시작해야겠다는 생각이 들 것이다.

그럼 걷기 운동에 대한 자세한 기초 지식을 알아보자.

걸음걸이 동작은 근육 수축의 조화와 관절의 여러 가지 운동이 어우러져 신체 전체가 잘 어울리도록 하여 아름다운 자세를 유지시켜 주는 것이다. 아무리 훌륭한 현대 과학자가 설계하여 만든 복잡한 기계라도 신체 운동의 치밀하고 부드러운 기능의 완전함에 미치지 못할 것이다.

정상적인 걸음걸이 주기에는 두 가지가 있다. 한 가지는 지면에 닿아 있는 시기인 입각기(stance phase)이며, 다른 하나는 발이 지면에서 떨어져 앞으로 나아가는 시기인 유각기(swing phase)이다. 정상 걸음걸이는 주기의 60%가 입각기이며, 40%가 유각기이다.

이러한 두 가지 주기를 세부적으로 살펴보면 다음과 같다.

하지에서 발생되는 대부분의 문제는 입각기에서 나타난다. 왜냐하면 하지는 체중 부하가 많이 걸리고, 보행의 중요한 부분을 점유하고 있기 때문이다. 신체 보행을 검사할 때는 다음과 같은 판정 기준을 고려하여야 아름답고 건강한 걸음걸이를 할 수 있다.

① 보행 시 양발 뒤꿈치 사이의 거리는 5~10cm 이내가 되어야 한다. 만일 이것보다 발을 넓게 벌리고 걷는다면 신체에 병적인 문제가 있다고 생각할 수 있다. 일반적으로 신경계통 중에서 소뇌에 이상이 있거나 발바닥의 감각이 감소되어 있는 환자는 불안정하거나 현기증을 느끼기 때문에 발을 넓게 벌리고 걷게 된다.

② 평균적인 보폭은 약 38cm이다. 나이가 들거나 동통, 피로, 하지의 병변 등이 있으면 보폭이 줄어든다.

③ 신체의 중심은 제2천추의 전방 5cm되는 지점에 위치한다. 정상 보행에서 신체 중심은 수직선상에서 5cm 이상 흔들리지 않는다. 제어된 수직 방향의 중심 운동은 보행의 원활한 모양을 유지하고 몸을 앞으로 나아가게 한다. 수직 방향의 중심 운동이 증가하면 병변이 있다는 것을 나타내는 것이다.

④ 중심의 위치가 지나치게 상하로 흔들리지 않게 하기 위하여 슬관절은 발뒤꿈치 닿기를 제외한 입각기의 모든 시기에 약간 굴곡되어 있다. 예를 들면, 발끝 떼기에서 족관절을 20도 족저굴곡했을 때 중심의 위치가 높아지기 때문에 이에 대한 균형을 맞추기 위하여 슬관절은 약 40도 굴곡하게 된다. 또 슬관절은 신전 상태로 고정했을 때 족관절의 과도한 움직임이 요구되기 때문에 정상적이고 자연스러운 보행을 할 수 없게 된다.

⑤ 보행을 하는 동안 무게 중심을 고관절 위로 이동하기 위하여 골반과 몸통을 체중 부하쪽으로 약 2.5cm 정도 측방 이동한다. 중둔근(aluteus medius)이 약한 사람들은 몸통과 골반의 측방 이동이

두드러지게 나타난다.

⑥ 성인의 평균 보행 수는 1분간 약 90~120 걸음이며, 평균 에너지 소비량은 100cal/mile이다. 보행에 이상이 있어서 걸음걸이가 자연스럽지 못하고 협조 운동 모양에 변화가 생기면 현저하게 보행 효율은 감소하고 에너지 소비량은 증가하게 된다. 나이가 들거나 피로, 동통이 있으면 분당 보행 수가 줄어들게 된다. 미끄러운 길을 걷거나 잘 맞지 않는 신발을 신고 걸어도 역시 보행 수가 감소한다.

⑦ 유각기에서 골반은 전방으로 4도 회전되며, 반대편 하지의 고관절은 회전을 하기 위한 받침점으로 작용한다. 고관절이 강직되어 있거나 동통이 있는 환자는 정상적으로 골반이 회전하지 못한다.

결론적으로 건강을 위한 유산소 운동 방법을 제시하면 매일같이 규칙적이고, 같은 시간에 꾸준히 하는 것이다. 걷기 운동은 1시간 30분 이상, 빠른 속도로 걷는 운동은 1시간 이상, 달리기 운동은 30분 이상 하여야 땀을 충분히 흘리고 체지방을 없애는 데 큰 효과를 얻을 수 있다.

예를 들면, 걷기 운동을 1시간 30분 하면 몸 안에 있는 탄수화물 에너지인 포도당과 글리코겐이 전부 사용되고, 1시간 30분 이후부터는 몸 안에 있는 다른 연료 에너지를 사용하게 되는데, 이때 사용되는 다른 연료 에너지는 체지방이다. 자신의 신체에 문제를 일으키지 않고 체지방을 많이 빼는 것은 운동하는 자신의 의지에 따라 충분히 가능하다.

달리기는 대표적인 유산소 운동으로, 주로 근육의 산화 작용과 산소의 공급 능력이 중요하며, 심폐 기능과 밀접한 관계가 있다. 또한 전신 운동으로 호흡기 계통과 순환기 계통에 자극을 주어 기능을 향상시키는 운동으로서 노화를 방지하고, 골다공증 예방과 치료에 매우 효과적이다. 또한 체내 에너지대사 중에서 산화 작용의 연료로서 탄수화물뿐만 아니라 지방을 많이 사용하게 하여 체지방 분해에도 매우 효과적이다.

독일의 연방의회 의원이고, 환경부장관인 요시카 피셔라는 정치인은 한때 촉망받는 자리를 지키려는 욕심으로 문제 해결에 대한 압박과 책임감, 과중한 스트레스로 닥치는 대로 먹기 시작하였다. 그는 결국 112kg의 뚱보가 되어 버렸고, 결혼 생활마저도 파국을 맞았다. 하지만 요시카 피셔는 삶의 위기에서 벗어나 새 삶을 위해서 달리기를 시작하였고, 겨우 1년 만에 70kg으로 체중을 감량하는 데 성공하였다.

우리나라에서도 달리기는 모든 사람이 좋아하는 운동 종목으로 자리를 굳혔다. 체중을 줄이고 몸매를 날씬하게 만드는 데 유산소 운동이 좋다는 것을 책과 매스컴을 통해 우리나라 사람들도 많이 알고 있다. 또한 달리기 또는 수영과 같은 유산소 운동이 몸매를 날씬하게 유지하여 줄 수 있다고 믿고 많은 사람들이 열심히 유산소성 운동을 하여 왔다.

그러나 최근 들어 유산소 운동을 계속할 경우에 몸에 이롭지만은 않다는 임상 결과 및 연구들이 발표되고 있다. 체중을 줄이려면 다이어트뿐만 아니라 운동을 해야 한다. 그렇다고 유산소성 운동만 계속하면 근육들이 감소한다는 의견을 여러 생리학자들이 제시하고 있다. 왜냐하면 인체는 25세 이후부터 노화가 진행되기 때문이다.

인간의 노화 현상은 몸에서 근육이 없어져가는 것을 의미하는데, 25세 이후부터는 운동을 하지 않으면 일 년에 250g 정도의 근육이 몸에서 없어져 간다. 따라서 나이가 들어갈수록 신체가 노화되므로 특별히 신경을 써야 할 운동이 근력 운동이다.

그렇다고 무조건 근력 운동이 좋은 것만은 아니다. 신체 노화 방지를 위해서는 유산소 운동도 함께 해주어야 하는데, 그 이유는 유산소 운동이 다음 날 신체 각 부분에 쌓인 피로 물질과 아픔을 완전히 없애주기 때문이다. 유산소 운동만을 하면 외형적으로는 체형이 날씬해지지만, 줄어드는 체중 대부분이 근육에 해당된다.

유산소 운동이 근력 강화 운동보다 더 많은 칼로리를 소모시키지만, 유산소 운동으로 근육이 줄어들어 몸의 신진 대사 작용이 느슨하게 된 후에 운동을 중단하면 요요현상으로 체중이 본래보다 더 불어나게 된다.

필자의 고등학교 친구인 김 모 씨는 직업이 관광전세버스기사였다. 고등학교 친구로서 절친하게 지냈던 사이였던지라 계속 연락을 주고받았다. 이 친구는 전국에 유명한 관광지는 거의 다 갔을 정도로 오랫동안 관광전세버스기사 일을 하였는데, 손님들을 태우고 목적지에 도착하면 손님들이 관광하는 시간이 오래 걸리는 것을 알기 때문에 언제부턴가 도착 후 곧바로 복장을 운동복과 운동화로 바꾸고 근처에서 30~40분간 달리기 운동을 하였다고 한다. 그러니까 거의 매일 달리기 운동을 30~40분 한 셈이 된다.

그런데 2005년 여름에 이 친구 부인한테서 전화가 걸려왔다. 남편이 어젯밤에 집으로 들어와서 잤는데, 아침에 기척이 없기에 깨우니까 죽었다는 것이다. 필자는 어이가 없어서 한동안 멍하니 있었다. 그리고 친구의 사인이 심장마비라는 이야기를 전해 듣고 나서 많은 생각을 하게 되었다.

미국의 육상 선수였던 짐 픽스라는 사람은 『러닝에 관한 모든 것』이라는 유명한 책을 써서 많은 사람들이 달리게끔 했는데, 1984년 여름 미국의 버몬트라는 도시 외진 길가에서 달리다가 죽음을 맞이하였다. 이 선수의 사인은 뜻밖에도 관상동맥 질환이었다.

유산소 운동이 인생의 전부라고 하던 사람이 달리기 운동으로 사망한 사건은 우리에게 커다란 교훈을 준다. 달리기 같은 유산소 운동도 중요하지만, 근력 향상을 위한 웨이트 트레이닝도 함께 해야 한다는 것을 알려주고 있다. 오랜 세월 달리기를 한 사람은 발목 관절, 무릎 관절, 척주 관절에 운동 부상이 흔히 일어나서 만성적 질환이 생길 수 있다.

근력 강화 운동의 일종인 웨이트 트레이닝은 비록 유산소 운동만큼 지속적으로 운동할 수는 없지만, 대부분 체지방을 감량해 준다. 다시 말해 신체 근육을 그대로 유지하면서 지방을 태우는 동시에 또 다른 새로운 근육을 만들어낸다.

웨이트 트레이닝은 테스토스테론 호르몬 생성에 자극을 주는 동시에 근육 강화에 도움을 주지만, 유산소 운동은 오히려 테스토스테론의 생성을 감퇴시킨다. 유산소 운동은 운동 효과가 30분에서 1시간 정도밖에 지속되지 못하는 반면에 웨이트 트레이닝은 30분에서 48시간 지속되며, 체내 지방 물질을 태우는 시간이 48시간까지 계속된다.

운동을 하는 사람들은 대부분 잘못된 지식 습득과 오해로 유산소 운동을 근력 운동보다 중요하게 여기고 있다. 또한 유산소 운동과 무산소 운동인 근력 운동을 모두 하려는 사람들은 거의 유산소 운동을 먼저 해야 한다고 믿고 있다. 그러나 이것은 잘못된 지식이다. 웨이트 트레이닝과 같은 무산소 운동을 먼저 하면 체내 탄수화물을 감소시킨 상태에서 유산소 운동을 시작할 수 있으므로 지방 사용량이 훨씬 증가하게 된다. 그러므로 유산소 운동과 무산소 운동을 함께 하되, 무산소 운동을 먼저 하는 것이 건강을 위한 최선의 운동 방법이라고 할 수 있다.

근력 운동으로서 웨이트 트레이닝은 신체의 뼈를 강화시키고, 근력을 키우는 동시에 테스토스테론이라는 남성 호르몬 분비를 높여주어 체내 신진대사를 활발히 유지할 수 있게 한다. 웨이트 트레이닝을 시작할 때는 충분한 지식을 습득하여야 한다. 잘못된 자세나 그릇된 지식은 부작용과 위험을 불러온다. 잘못된 훈련이나 근력의 과부하로 근육 인대의 염좌나 요추부, 무릎 관절, 어깨 관절, 팔꿈치, 손목 등에 상해를 입을 수 있다.

따라서 체육 전문가들의 도움을 받아서 유산소 운동과 웨이트 트레이닝을 병행한다면 근력과 체력 향상으로 자신의 나이에 맞는 건강을 지켜나갈 수 있을 것이다.

결론적으로 제대로 된 운동을 하려면 준비 운동, 스트레칭(10분), 웨이트 트레이닝(60분), 유산소 운동(30분), 스트레칭(10분)의 순서대로 하는 것이 좋다. 운동 횟수는 일주일에 3일 이상 하여야 효과적이다. 신체는 인체 생리학적으로 운동 후 48시간이 지나야 완전히 회복되므로, 일주일에 4번 이상 운동을 하면 무리가 올 수 있다.

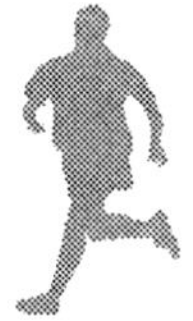

신체 내
에너지 대사 이야기

자동차를 움직일 때 가솔린이나 경유가 필요한 것과 같이 신체 움직임에는 ATP, 포도당, 글리코겐, 인산화합물, 크레아틴, 지방 등의 에너지원이 필요하다. 신체 에너지 대사가 자동적으로 이루어지지 않는다면 우리는 세상을 살아갈 수 없을 것이다.

아침에 일어나서 밤에 잠을 자기까지 신체 모든 움직임에는 에너지 대사가 필요하며, 잠을 잘 때에도 기초 대사량이 소모되기 때문에 신체 에너지 대사가 이루어진다.

몸의 움직임은 근육과 관절의 합동 작전으로 근육이 수축하면서 이루어진다. 근육 수축은 미세섬유의 가장 작은 단위인 액틴 필라멘트가 마이오신 필라멘트로 미끄러지듯 움직이면서 일어난다. 액틴 필라멘트가 마이오신 필라멘트 쪽으로 미끄러지듯 움직여서 들어가는 원리는 활주설이라 하는데, 1954년 헉슬리가 발견했다.

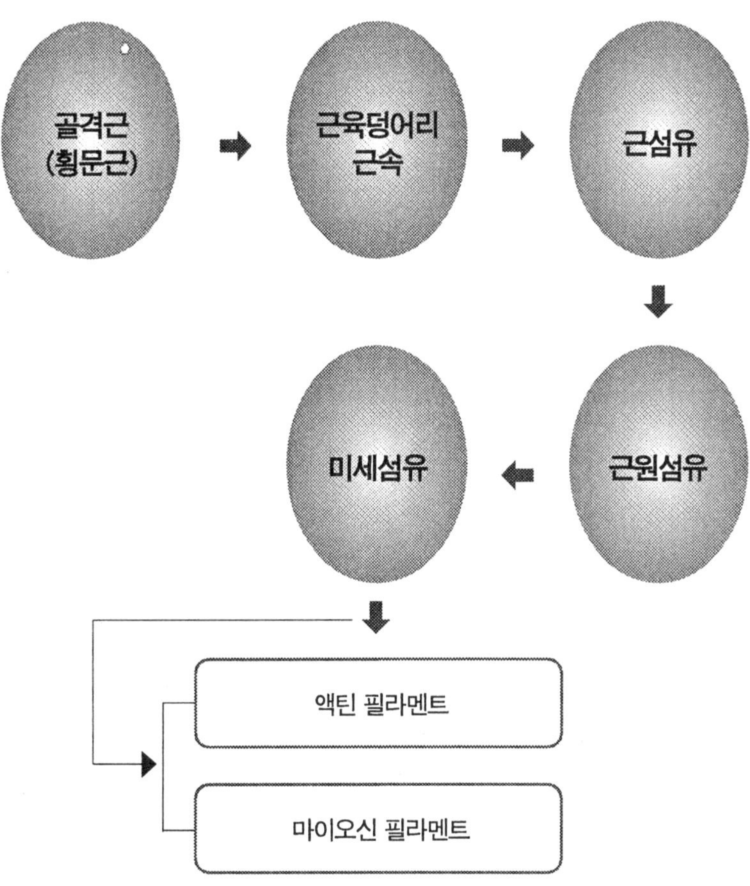

이때 액틴 필라멘트를 움직이는데 필요한 원료는 ATP이다. 신체 내에서 ATP가 하는 세 가지 일을 살펴보면 다음과 같다.

액틴 필라멘트를 움직인다

크레아틴 포스페이트(creatine phosphate)의 합성

젖산을 글리코겐으로 합성시키는 일
1/6은 ATP
5/6는 글리코겐

ATP는 세포의 동력 공장이라는 미토콘드리아에서 만들어지며, 신체 움직임의 에너지 원료로서 없어서는 안 되는 것이다. ATP는 한국말로는 3인산 고에너지 화합물인데, ATP라는 3인산이 ADP(adenosine diphosphate)라는 2인산으로 분해되면서 신체 움직임을 만들어내는 신체 에너지가 발생된다.

분해된 1분자 ATP에서 발생되는 에너지는 7,000~12,000cal이며, 신체 에너지대사에서 분해는 곧 신체 내 에너지 발생을 뜻한다. 따라서 ATP라는 원료가 없다면 우리들의 신체 움직임도 이루어질 수 없을 것이다. 건강을 위한 신체활동을 위해서 ATP에 관한 지식이 필요하다.

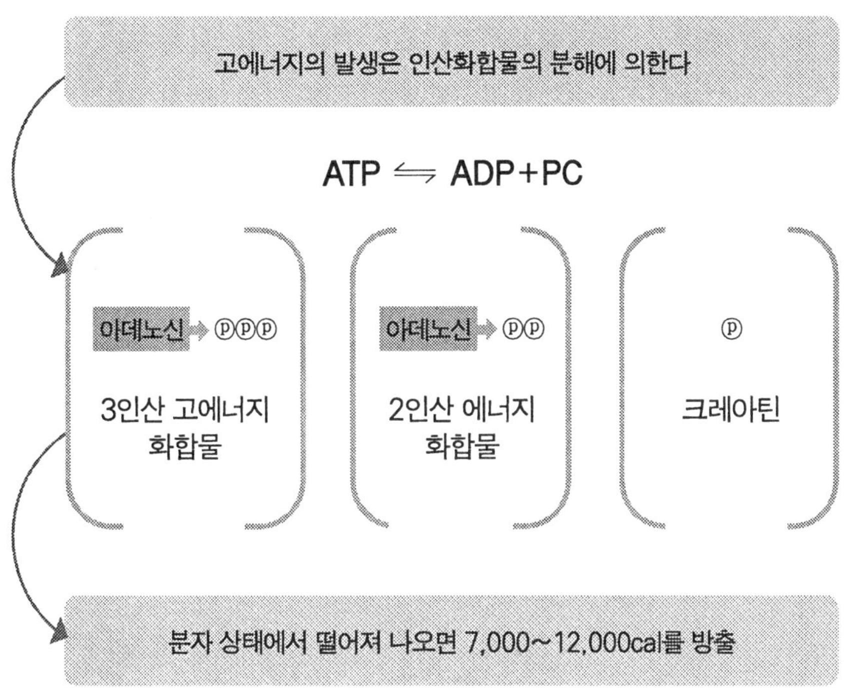

100m, 200m, 400m 달리기, 수영 단거리 종목, 턱걸이, 팔굽혀
펴기와 각종 웨이트 트레이닝 같이 5분 이내에 끝나는 무산소성
운동은 신체 최대 움직임으로 60초 이내에 이루어진다. 무산소성
운동은 젖산 시스템에 의해 에너지를 공급받아 ATP를 신속하게
공급하면서 산소 공급 부족으로 젖산이 축적되고 신체에 피로 물
질이 쌓여 근육의 피로를 가져온다. 무산소성 운동을 한 후 다음
날 아침에 일어나면 몸의 어느 한 부분에 아픔이 있거나 뻐근한 통
증이 느껴진다.

반면 5분 이상 오랜 시간 동안 운동하는 것을 유산소성 운동이라

고 하는데, 유산소성 운동은 오랜 시간 동안 충분한 산소를 공급받으며 하는 운동이므로 체내에 피로 물질인 젖산이 축적되지 않고 에너지가 완전 연소하여 이산화탄소와 물로 완전히 분해된다. 이때 완전 분해된 이산화탄소는 혈액의 운반으로 폐로 가고, 호흡 과정을 거쳐 신체 밖으로 배출된다. 그리고 물은 소변이나 땀으로 변하여 신체 밖으로 배출된다.

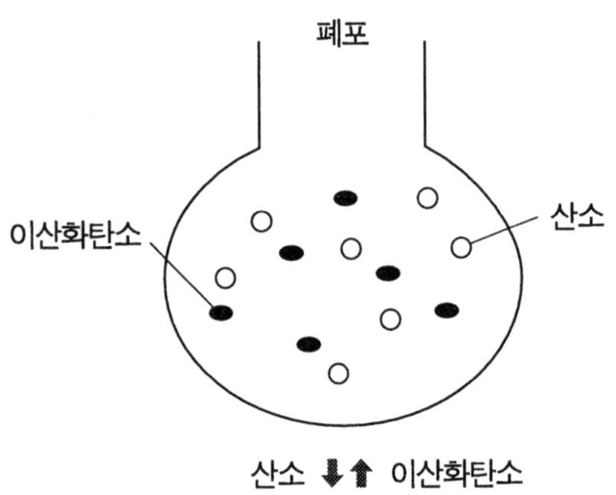

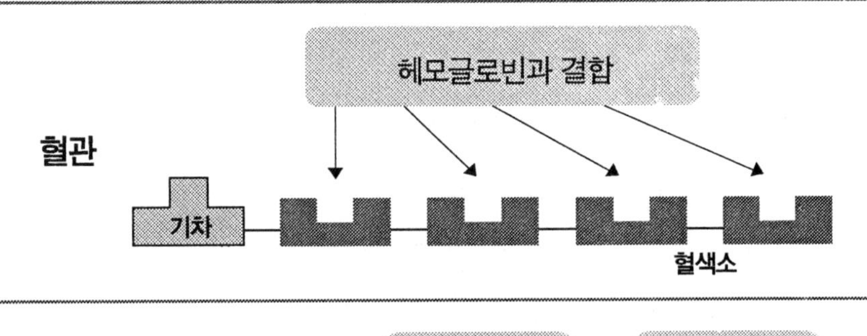

산소가 기차를 타고 운반된다

유산소성 운동을 한 후에는 다음 날에도 몸의 어느 한 부분도 아프거나 통증이 없으므로 거뜬하게 유산소성 운동을 계속할 수 있다. 무산소성 운동을 하면 피로 물질인 젖산이 체내에 축적되어 피로하게 되지만, 유산소성 운동을 제대로 하면 피로 물질이 없어 신체 피로도 없다.

1953년 영국의 한스 크렙스라는 사람은 크렙스 회로를 발견하여 노벨상을 수상하였는데, 그는 충분한 산소를 공급받는 유산소성 운동을 할 때 지방과 단백질이 크렙스 회로의 과정을 거치면서 이산화탄소와 물로 완전 분해되는 과정을 발견하였다.

건강을 위한 신체 운동 시에는 전신 피로를 동반하는 무산소성 운동보다는 유산소성 운동이 신체 내 피로 물질이 쌓이지 않아 더 좋다.

평생을 매일 지속적으로 규칙적인 유산소성 운동을 한다면 폐호흡 능력, 전신지구력, 근지구력 등이 강화되어 성인병을 예방하는 효과를 극대화시켜 오랫동안 건강하게 살 수 있을 것이다. 또한 유산소성에 의한 근육 수축은 사용되는 주요 영양소가 포도당과 지방이다.

오랫동안 지속적으로 유산소 운동을 하면 포도당이 글리코겐으로 바뀌어 근육 수축을 위한 에너지원이 되는데, 일정한 근육 수축이 계속되면 근육 글리코겐이 완전 소모되고, 그 후에는 간에서 저장하고 있던 글리코겐을 근육 수축에 이용한다. 그래도 계속되는 운동으로 근육 수축을 지속하여 간에 저장되었던 글리코겐을 모두

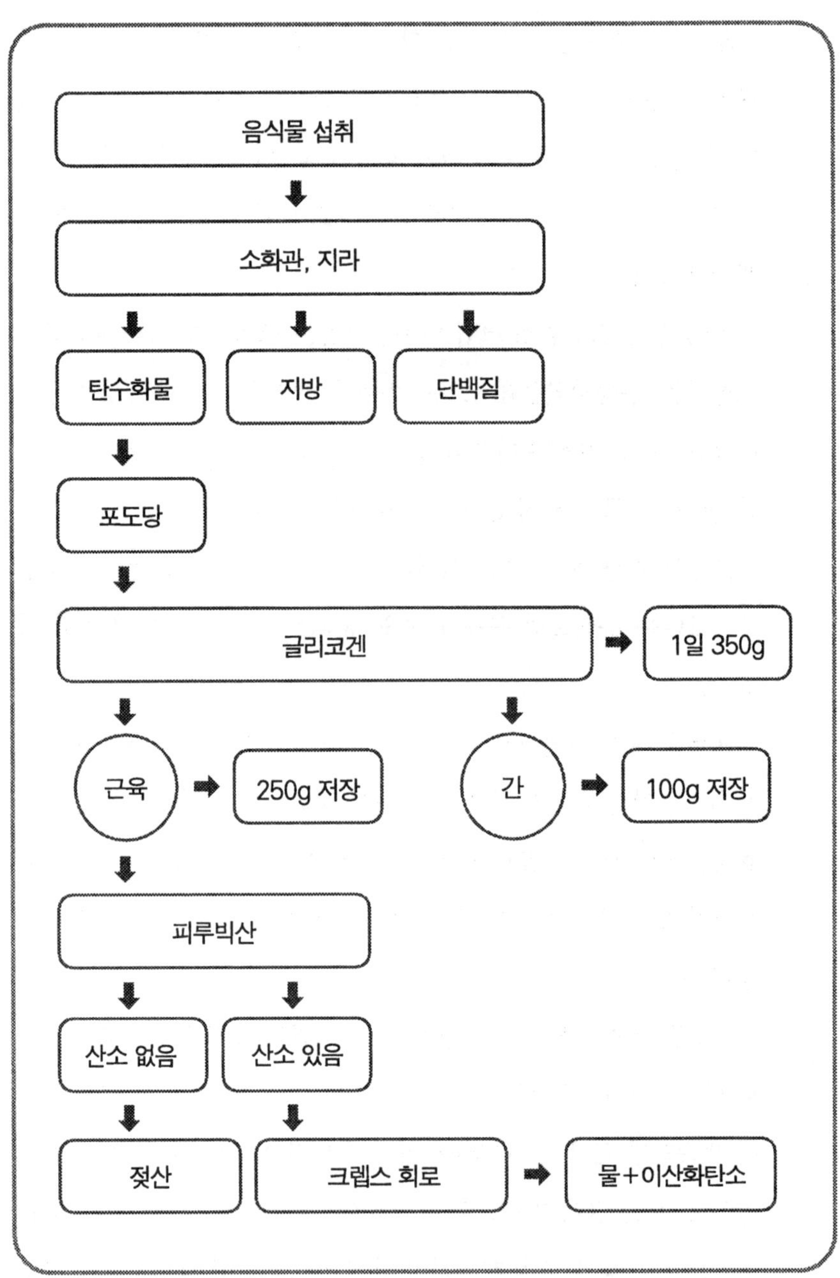

음식물 섭취
소화관, 지라
탄수화물
지방
단백질
포도당
글리코겐
1일 350g
근육
250g 저장
간
100g 저장
피루빅산
산소 없음
산소 있음
젖산
크렙스 회로
물＋이산화탄소

사용하면 이때부터 체내 지방이 에너지원으로 쓰인다. 체지방이 사용되는 시간은 개인차가 있을 수 있고, 운동 방법에 따라서 다르게 나타날 수도 있다.

이때 간이나 근육으로 운반되는 글리코겐은 췌장에서 만들어지는 인슐린이라는 호르몬에 의해 운반되는데, 인슐린이 적게 배출되면 운반 능력이 떨어지고, 때문에 성인병의 일종인 당뇨병이 생기게 된다.

일반적으로 체지방이 에너지원으로 사용되는 운동 방법과 시간을 제시하여 보면 걷기 운동은 1시간 30분 이상, 빠르게 걷는 운동은 1시간 이상, 달리기는 30분 이상이다. 걷기, 빠르게 걷기, 달리기 운동은 신체 에너지를 산소의 충분한 공급으로 천천히 태울 수 있다. 신체 내 에너지 공급 방법은 다음과 같다.

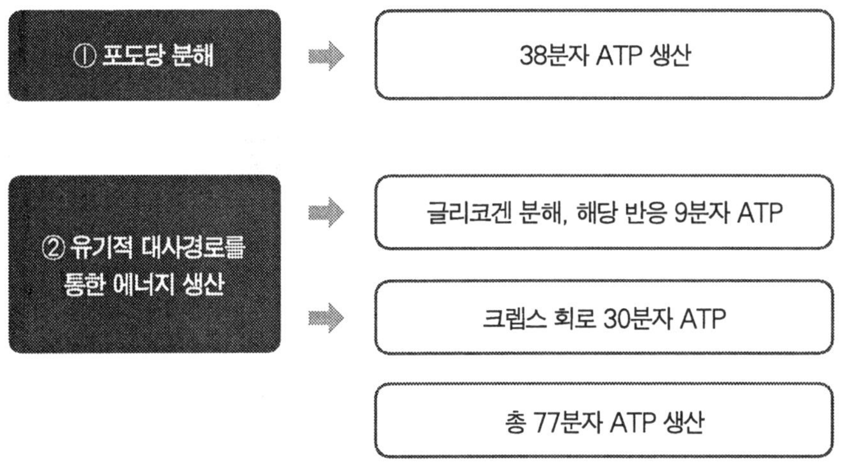

신체 움직임이 60초 이내에 끝나는 100m, 200m, 400m 달리기, 수영 단거리 종목, 턱걸이, 팔굽혀펴기와 각종 웨이트 트레이닝 같이 체내 에너지를 산소 공급 없이 바르게 태우는 방법은 다음과 같은 체제로 이루어진다.

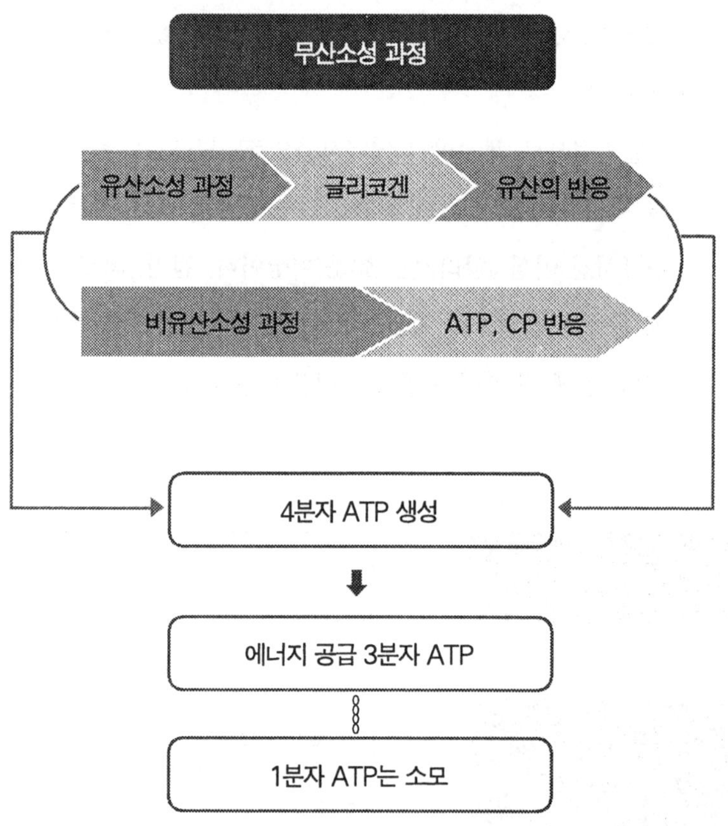

끝으로 산화작용으로 산화↔환원 반응을 거치면서 인산이 만들어지며, 무기인산과 유기인산으로 나누어진다.

이상 운동에 따른 신체 내 에너지 대사를 살펴보면 ATP는 근육 수축의 직접적인 에너지원이 되고, 다른 모든 에너지원은 ATP계를 합성하기 위한 것이다.

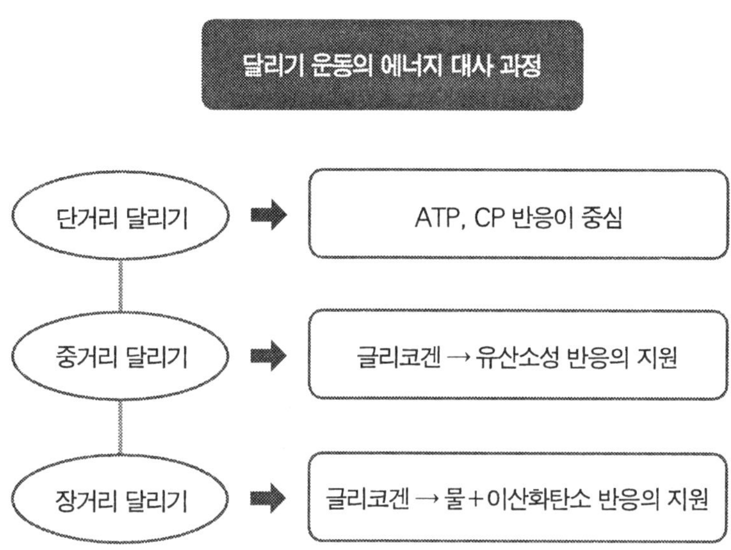

이와 같은 운동 시에 신체 내 에너지 대사를 이해하고 나서, 운동 방법이나 운동 시간은 개인차가 클 수 있으므로 현재 자신의 운동 능력에 맞는 적절한 방법을 찾아야 할 것이다. 나이가 들어 건강에 좋지 않는 신호가 나타나기 전에 무산소성 운동이든 유산소성 운동이든 건강 수명을 늘릴 수 있도록 시간을 투자하기 바란다.

가림출판사 · 가림M&B · 가림Let's에서 나온 책들

문 학

바늘구멍
켄 폴리트 지음 / 홍영의 옮김 / 신국판 / 342쪽 / 5,300원

레베카의 열쇠
켄 폴리트 지음 / 손연숙 옮김 / 신국판 / 492쪽 / 6,800원

암병선
니시무라 쥬코 지음 / 홍영의 옮김 / 신국판 / 300쪽 / 4,800원

첫키스한 얘기 말해도 될까
김정미 외 7명 지음 / 신국판 / 228쪽 / 4,000원

사미인곡 上·中·下
김충호 지음 / 신국판 / 각 권 5,000원

이내의 끝자리
박수완 스님 지음 / 국판변형 / 132쪽 / 3,000원

너는 왜 나에게 다가서야 했는지
김충호 지음 / 국판변형 / 124쪽 / 3,000원

세계의 명언 편집부 엮음 / 신국판 / 322쪽 / 5,000원

여자가 알아야 할 101가지 지혜
제인 아서 엮음 / 지창국 옮김 / 4×6판 / 132쪽 / 5,000원

현명한 사람이 읽는 지혜로운 이야기
이정민 엮음 / 신국판 / 236쪽 / 6,500원

성공적인 표정이 당신을 바꾼다
마츠오 도오루 지음 / 홍영의 옮김 / 신국판 / 240쪽 / 7,500원

태양의 법
오오카와 류우호오 지음 / 민병수 옮김 / 신국판 / 246쪽 / 8,500원

영원의 법
오오카와 류우호오 지음 / 민병수 옮김 / 신국판 / 240쪽 / 8,000원

석가의 본심
오오카와 류우호오 지음 / 민병수 옮김 / 신국판 / 246쪽 / 10,000원

옛 사람들의 재치와 웃음
강형중 · 김경익 편저 / 신국판 / 316쪽 / 8,000원

지혜의 쉼터
쇼펜하우어 지음 / 김충호 엮음 / 4×6판 양장본 / 160쪽 / 4,300원

헤세가 너에게
헤르만 헤세 지음 / 홍영의 엮음 / 4×6판 양장본 / 144쪽 / 4,500원

사랑보다 소중한 삶의 의미
크리슈나무르티 지음 / 최윤영 엮음 / 신국판 / 180쪽 / 4,000원

장자-어찌하여 알 속에 털이 있다 하는가
홍영의 엮음 / 4×6판 / 180쪽 / 4,000원

논어-배우고 때로 익히면 즐겁지 아니한가
신도희 엮음 / 4×6판 / 180쪽 / 4,000원

맹자-가까이 있는데 어찌 먼 데서 구하려 하는가
홍영의 엮음 / 4×6판 / 180쪽 / 4,000원

아름다운 세상을 만드는 사랑의 메시지 365
DuMont monte Verlag 엮음 / 정성호 옮김
4×6판 변형 양장본 / 240쪽 / 8,000원

황금의 법
오오카와 류우호오 지음 / 민병수 옮김 / 신국판 / 320쪽 / 12,000원

왜 여자는 바람을 피우는가?
기젤라 룬테 지음 / 김현성 · 진정미 옮김 / 국판 / 200쪽 / 7,000원

세상에서 가장 아름다운 선물
김인자 지음 / 국판변형 / 292쪽 / 9,000원

수능에 꼭 나오는 한국 단편 33
윤종필 엮음 / 신국판 / 704쪽 / 11,000원

수능에 꼭 나오는 한국 현대 단편 소설
윤종필 엮음 및 해설 / 신국판 / 364쪽 / 11,000원

수능에 꼭 나오는 세계단편(영미권)
지창영 옮김 / 윤종필 엮음 및 해설 / 신국판 / 328쪽 / 10,000원

수능에 꼭 나오는 세계단편(유럽권)
지창영 옮김 / 윤종필 엮음 및 해설 / 신국판 / 360쪽 / 11,000원

대왕세종 1·2·3
박충훈 지음 / 신국판 / 각 권 9,800원

세상에서 가장 소중한 아버지의 선물
최은경 지음 / 신국판 / 144쪽 / 9,500원

건 강

아름다운 피부미용법
이순희(한독피부미용학원 원장) 지음 / 신국판 / 296쪽 / 6,000원

버섯건강요법
김병각 외 6명 지음 / 신국판 / 286쪽 / 8,000원

성인병과 암을 정복하는 유기게르마늄
이상현 편저 / 캬오 샤오이 감수 / 신국판 / 312쪽 / 9,000원

난치성 피부병
생약효소연구원 지음 / 신국판 / 232쪽 / 7,500원

新 방약합편
정도명 편역 / 신국판 / 416쪽 / 15,000원

자연치료의학 오홍근(신경정신과 의학박사 · 자연의학박사) 지음
신국판 / 472쪽 / 15,000원

약초의 활용과 가정한방
이인성 지음 / 신국판 / 384쪽 / 8,500원

역전의학
이시하라 유미 지음 / 유태종 감수 / 신국판 / 286쪽 / 8,500원

이순희식 순수피부미용법
이순희(한독피부미용학원 원장) 지음 / 신국판 / 304쪽 / 7,000원

21세기 당뇨병 예방과 치료법
이현철(연세대 의대 내과 교수) 지음 / 신국판 / 360쪽 / 9,500원

신재용의 민의학 동의보감
신재용(해성한의원 원장) 지음 / 신국판 / 476쪽 / 10,000원

치매 알면 치매 이긴다
배오성(백상한방병원 원장) 지음 / 신국판 / 312쪽 / 10,000원

21세기 건강혁명 밥상 위의 보약 생식
최경순 지음 / 신국판 / 348쪽 / 9,800원

기치유와 기공수련
윤한홍(기치유 연구회 회장) 지음 / 신국판 / 340쪽 / 12,000원

만병의 근원 스트레스 원인과 퇴치
김지혁(김지혁한의원 원장) 지음 / 신국판 / 324쪽 / 9,500원

김종성 박사의 뇌졸중 119
김종성 지음 / 신국판 / 356쪽 / 12,000원

탈모 예방과 모발 클리닉
장정훈 · 전재홍 지음 / 신국판 / 252쪽 / 8,000원

구태규의 100% 성공 다이어트
구태규 지음 / 4×6배판 변형 / 240쪽 / 9,900원

암 예방과 치료법
이춘기 지음 / 신국판 / 296쪽 / 11,000원

알기 쉬운 위장병 예방과 치료법
민영일 지음 / 신국판 / 328쪽 / 9,900원

이온 체내혁명
노보루 야마노이 지음 / 김병관 옮김 / 신국판 / 272쪽 / 9,500원

어혈과 사혈요법
정지천 지음 / 신국판 / 308쪽 / 12,000원

약손 경락마사지로 건강미인 만들기
고정환 지음 / 4×6배판 변형 / 284쪽 / 15,000원

정유정의 LOVE DIET
정유정 지음 / 4×6배판 변형 / 196쪽 / 10,500원

머리에서 발끝까지 예뻐지는 부분다이어트
신상만 · 김선민 지음 / 4×6배판 변형 / 196쪽 / 11,000원

알기 쉬운 심장병 119
박승정 지음 / 신국판 / 248쪽 / 9,000원

알기 쉬운 고혈압 119
이정균 지음 / 신국판 / 304쪽 / 10,000원

여성을 위한 부인과질환의 예방과 치료
차선희 지음 / 신국판 / 304쪽 / 10,000원

알기 쉬운 아토피 119
이승규 · 임승엽 · 김문호 · 안유일 지음 / 신국판 / 232쪽 / 9,500원

120세에 도전한다
이권행 지음 / 신국판 / 308쪽 / 11,000원

건강과 아름다움을 만드는 요가
정판식 지음 / 4×6배판 변형 / 224쪽 / 14,000원

우리 아이 건강하고 아름다운 롱다리 만들기
김성훈 지음 / 대국전판 / 236쪽 / 10,500원

알기 쉬운 허리디스크 예방과 치료
이종서 지음 / 대국전판 / 336쪽 / 12,000원

소아과 전문의에게 듣는 알기 쉬운 소아과 119
신영규 · 이강우 · 최성항 지음 / 4×6배판 변형 / 280쪽 / 14,000원

피가 맑아야 건강하게 오래 살 수 있다
김영찬 지음 / 신국판 / 256쪽 / 10,000원

웰빙형 피부 미인을 만드는 나만의 셀프 피부건강
양해원 지음 / 대국전판 / 144쪽 / 10,000원

내 몸을 살리는 생활 속의 웰빙 항암 식품
이승남 지음 / 대국전판 / 248쪽 / 9,800원

마음한글, 느낌한글
박완식 지음 / 4×6배판 / 300쪽 / 15,000원

웰빙 동의보감식 발마사지 10분
최미희 지음 / 신재용 감수 / 4×6배판 변형 / 204쪽 / 13,000원

아름다운 몸, 건강한 몸을 위한 목욕 건강 30분
임하성 지음 / 대국전판 / 176쪽 / 9,500원

내가 만드는 한방생주스 60
김영섭 지음 / 국판 / 112쪽 / 7,000원

몸을 살리는 건강식품
백은희 · 조창호 · 최양진 지음 / 신국판 / 384쪽 / 11,000원

건강도 키우고 성적도 올리는 자녀 건강
김진돈 지음 / 신국판 / 304쪽 / 12,000원

알기 쉬운 간질환 119
이관식 지음 / 신국판 / 272쪽 / 11,000원

밥으로 병을 고친다
허봉수 지음 / 대국전판 / 352쪽 / 13,500원

알기 쉬운 신장병 119
김형규 지음 / 신국판 / 240쪽 / 10,000원

마음의 감기 치료법 우울증 119
이민수 지음 / 대국전판 / 232쪽 / 9,800원

관절염 119
송영욱 지음 / 대국전판 / 224쪽 / 9,800원

내 딸을 위한 미성년 클리닉
강병문 · 이향아 · 최정원 지음 / 국판 / 148쪽 / 8,000원

암을 다스리는 기적의 치유법
케이 세이헤이 감수 / 카와키 나리카즈 지음 / 민병수 옮김
신국판 / 256쪽 / 9,000원

스트레스 다스리기
대한불안장애학회 스트레스관리연구특별위원회 지음
신국판 / 304쪽 / 12,000원

천연 식초 건강법 건강식품연구회 엮음 / 신재용(해성한의원 원장) 감수
신국판 / 252쪽 / 9,000원

암에 대한 모든 것
서울아산병원 암센터 지음 / 신국판 / 360쪽 / 13,000원

알록달록 컬러 다이어트
이승남 지음 / 국판 / 248쪽 / 10,000원

당신도 부모가 될 수 있다
정병준 지음 / 신국판 / 268쪽 / 9,500원

키 10cm 더 크는 키네스 성장법 김양수 · 이종균 · 최형규 · 표재환 · 김문희 지음
대국전판 / 312쪽 / 12,000원

당뇨병 백과
이현철 · 송영득 · 안철우 지음 / 4×6배판 변형 / 396쪽 / 16,000원

호흡기 클리닉 119
박성학 지음 / 신국판 / 256쪽 / 10,000원

키 쑥쑥 크는 롱다리 만들기
롱다리 성장클리닉 원장단 지음 / 4×6배판 변형 / 256쪽 / 11,000원

내 몸을 살리는 건강식품
백은희 · 조창호 · 최양진 지음 / 신국판 / 368쪽 / 11,000원

내 몸에 맞는 운동과 건강
하철수 지음 / 신국판 / 264쪽 / 11,000원

교 육

우리 교육의 창조적 백색혁명
원상기 지음 / 신국판 / 206쪽 / 6,000원

현대생활과 체육
조창남 외 5명 공저 / 신국판 / 340쪽 / 10,000원

퍼펙트 MBA IAE유학네트 지음 / 신국판 / 400쪽 / 12,000원

유학길라잡이 Ⅰ - 미국편
IAE유학네트 지음 / 4×6배판 / 372쪽 / 13,900원

유학길라잡이 Ⅱ - 4개국편
IAE유학네트 지음 / 4×6배판 / 348쪽 / 13,900원

조기유학길라잡이.com
IAE유학네트 지음 / 4×6배판 / 428쪽 / 15,000원

현대인의 건강생활
박상호 외 5명 공저 / 4×6배판 / 268쪽 / 15,000원

천재아이로 키우는 두뇌훈련
나카마츠 요시로 지음 / 민병수 옮김 / 국판 / 288쪽 / 9,500원

두뇌혁명
나카마츠 요시로 지음 / 민병수 옮김 / 4×6판 양장본 / 288쪽 / 12,000원

테마별 고사성어로 익히는 한자
김경익 지음 / 4×6배판 변형 / 248쪽 / 9,800원

生생 공부비법 이은승 지음 / 대국전판 / 272쪽 / 9,500원

자녀를 성공시키는 습관만들기
배은경 지음 / 대국전판 / 232쪽 / 9,500원

한자능력검정시험 1급
한자능력검정시험연구위원회 편저 / 4×6배판 / 568쪽 / 21,000원

한자능력검정시험 2급
한자능력검정시험연구위원회 편저 / 4×6배판 / 472쪽 / 18,000원

한자능력검정시험 3급(3급II)
한자능력검정시험연구위원회 편저 / 4×6배판 / 440쪽 / 17,000원

한자능력검정시험 4급(4급II)
한자능력검정시험연구위원회 편저 / 4×6배판 / 352쪽 / 15,000원

한자능력검정시험 5급
한자능력검정시험연구위원회 편저 / 4×6배판 / 264쪽 / 11,000원

한자능력검정시험 6급
한자능력검정시험연구위원회 편저 / 4×6배판 / 168쪽 / 8,500원

한자능력검정시험 7급
한자능력검정시험연구위원회 편저 / 4×6배판 / 152쪽 / 7,000원

한자능력검정시험 8급
한자능력검정시험연구위원회 편저 / 4×6배판 / 112쪽 / 6,000원

볼링의 이론과 실기 이택상 지음 / 신국판 / 192쪽 / 9,000원

고사성어로 끝내는 천자문
조준상 글 · 그림 / 4×6배판 / 216쪽 / 12,000원

내 아이 스타 만들기
김민성 지음 / 신국판 / 200쪽 / 9,000원

교육 1번지 강남 엄마들의 수험생 자녀 관리
황송주 지음 / 신국판 / 288쪽 / 9,500원

초등학생이 꼭 알아야 할 위대한 역사 상식
우진영 · 이양경 지음 / 4×6배판 변형 / 228쪽 / 9,500원

초등학생이 꼭 알아야 할 행복한 경제 상식
우진영 · 전선심 지음 / 4×6배판 변형 / 224쪽 / 9,500원

초등학생이 꼭 알아야 할 재미있는 과학상식
우진영 · 정경희 지음 / 4×6배판 변형 / 220쪽 / 9,500원

한자능력검정시험 3급 · 3급II

한자능력검정시험연구위원회 편저 / 4×6판 / 380쪽 / 7,500원

교과서 속에 꼭꼭 숨어있는 이색박물관 체험   이신화 지음
대국전판 / 248쪽 / 12,000원

초등학생 독서 논술(저학년)   책마루 독서교육연구회 지음
4×6배판 변형 / 244쪽 / 14,000원

초등학생 독서 논술(고학년)   책마루 독서교육연구회 지음
4×6배판 변형 / 236쪽 / 14,000원

놀면서 배우는 경제
김솔 지음 / 대국전판 / 196쪽 / 10,000원

건강생활과 레저스포츠 즐기기
강선희 외 11명 공저 / 4×6배판 / 324쪽 / 18,000원

아이의 미래를 바꿔주는 좋은 습관
배은경 지음 / 신국판 / 216쪽 / 9,500원

다중지능 아이의 미래를 바꾼다
이소영 외 6인 지음 / 신국판 / 232쪽 / 11,000원

취미 · 실용

김진국과 같이 배우는 와인의 세계
김진국 지음 / 국배판 변형양장본(올 컬러판) / 208쪽 / 30,000원

경제 · 경영

CEO가 될 수 있는 성공법칙 101가지
김승룡 편역 / 신국판 / 320쪽 / 9,500원

정보소프트   김승룡 지음 / 신국판 / 324쪽 / 6,000원

기획대사전   다카하시 겐코 지음 / 홍영의 옮김
신국판 / 552쪽 / 19,500원

맨손창업 · 맞춤창업 BEST 74
양혜숙 지음 / 신국판 / 416쪽 / 12,000원

무자본, 무점포 창업! FAX 한 대면 성공한다
다카시로 고시 지음 / 홍영의 옮김 / 신국판 / 226쪽 / 7,500원

성공하는 기업의 인간경영   중소기업 노무 연구회 편저 / 홍영의 옮김
신국판 / 368쪽 / 11,000원

21세기 IT가 세계를 지배한다
김광희 지음 / 신국판 / 380쪽 / 12,000원

경제기사로 부자아빠 만들기
김기태 · 신현태 · 박근수 공저 / 신국판 / 388쪽 / 12,000원

포스트 PC의 주역 정보가전과 무선인터넷
김광희 지음 / 신국판 / 356쪽 / 12,000원

성공하는 사람들의 마케팅 바이블
채수명 지음 / 신국판 / 328쪽 / 12,000원

느린 비즈니스로 돌아가라
사카모토 게이이치 지음 / 정성호 옮김 / 신국판 / 276쪽 / 9,000원

적은 돈으로 큰돈 벌 수 있는 부동산 재테크
이원재 지음 / 신국판 / 340쪽 / 12,000원

바이오혁명
이주영 지음 / 신국판 / 328쪽 / 12,000원

성공하는 사람들의 자기혁신 경영기술
채수명 지음 / 신국판 / 344쪽 / 12,000원

CFO   교텐 토요오 · 타하라 오키시 지음 / 민병수 옮김
신국판 / 312쪽 / 12,000원

네트워크시대 네트워크마케팅
임동학 지음 / 신국판 / 376쪽 / 12,000원

성공리더의 7가지 조건
다이앤 트레이시 · 윌리엄 모건 지음 / 지창영 옮김
신국판 / 360쪽 / 13,000원

김종결의 성공창업
김종결 지음 / 신국판 / 340쪽 / 12,000원

최적의 타이밍에 내 집 마련하는 기술
이원재 지음 / 신국판 / 248쪽 / 10,500원

컨설팅 셰일즈 *Consulting sales*
임동학 지음 / 대국전판 / 336쪽 / 13,000원

연봉 10억 만들기

김농주 지음 / 국판 / 216쪽 / 10,000원

주5일제 근무에 따른 한국형 주말창업
최효진 지음 / 신국판 변형 양장본 / 216쪽 / 10,000원

돈 되는 땅 돈 안되는 땅
김영준 지음 / 신국판 / 320쪽 / 13,000원

돈 버는 회사로 만들 수 있는 109가지
다카하시 도시노리 지음 / 민병수 옮김 / 신국판 / 344쪽 / 13,000원

프로는 디테일에 강하다
김미현 지음 / 신국판 / 248쪽 / 9,000원

머니투데이 송복규 기자의 부동산으로 주머니돈 100배 만들기
송복규 지음 / 신국판 / 328쪽 / 13,000원

성공하는 슈퍼마켓&편의점 창업
나명환 지음 / 4×6배판 변형 / 500쪽 / 28,000원

대한민국 성공 재테크 부동산 펀드와 리츠로 승부하라
김영준 지음 / 신국판 / 256쪽 / 12,000원

마일리지 200% 활용하기
박성희 지음 / 국판 변형 / 200쪽 / 8,000원

1%의 가능성에 도전, 성공 신화를 이룬 여성 CEO
김미현 지음 / 신국판 / 248쪽 / 9,500원

3천만 원으로 부동산 재벌 되기
최수길 · 이숙 · 조연희 지음 / 신국판 / 290쪽 / 12,000원

10년을 앞설 수 있는 재테크
노동규 지음 / 신국판 / 260쪽 / 10,000원

세계 최강을 추구하는 도요타 방식
나카야마 키요타카 지음 / 민병수 옮김 / 신국판 / 296쪽 / 12,000원

최고의 설득을 이끌어내는 프레젠테이션
조두환 지음 / 신국판 / 296쪽 / 11,000원

최고의 만족을 이끌어내는 창의적 협상
조강희 · 조원희 지음 / 신국판 / 248쪽 / 10,000원

New 세일즈 기법 물건을 팔지 말고 가치를 팔아라
조기선 지음 / 신국판 / 264쪽 / 9,500원

작은 회사는 전략이 달라야 산다
황문진 지음 / 신국판 / 312쪽 / 11,000원

돈되는 슈퍼마켓&편의점 창업전략(입지 편)
나명환 지음 / 신국판 / 352쪽 / 13,000원

25 · 35 꼼꼼 여성 재테크
정원훈 지음 / 신국판 / 224쪽 / 11,000원

대한민국 2030 독특하게 창업하라
이상헌 · 이호 지음 / 신국판 / 288쪽 / 12,000원

왕초보 주택 경매로 돈 벌기
천관성 지음 / 신국판 / 268쪽 / 12,000원

New 마케팅 기법 (실천편) 물건을 팔지 말고 가치를 팔아라 2
조기선 지음 / 신국판 / 240쪽 / 10,000원

퇴출 두려워 마라 홀로서기에 도전하라
신정수 지음 / 신국판 / 256쪽 / 11,500원

슈퍼마켓&편의점 창업 바이블
나명환 지음 / 신국판 / 280쪽 / 12,000원

위기의 한국 기업 재창조하라
신정수 지음 / 신국판 / 304쪽 / 15,000원

주 식

개미군단 대박맞이 주식투자
홍성걸(한양증권 투자분석팀 팀장) 지음 / 신국판 / 310쪽 / 9,500원

알고 하자! 돈 되는 주식투자
이길영 외 2명 공저 / 신국판 / 388쪽 / 12,500원

항상 당하기만 하는 개미들의 매도 · 매수타이밍 999% 적중 노하우
강경무 지음 / 신국판 / 336쪽 / 12,000원

부자 만들기 주식성공클리닉
이창회 지음 / 신국판 / 372쪽 / 11,500원

선물 · 옵션 이론과 실전매매
이창회 지음 / 신국판 / 372쪽 / 12,000원

너무나 쉬워 재미있는 주가차트
홍성무 지음 / 4×6배판 / 216쪽 / 15,000원

주식투자 직접 투자로 높은 수익을 올릴 수 있는 비결
김학균 지음 / 신국판 / 230쪽 / 11,000원

역 학

역리종합 만세력 정도명 편저 / 신국판 / 532쪽 / 10,500원
작명대전 정보국 지음 / 신국판 / 460쪽 / 12,000원
하락이수 해설 이천교 편저 / 신국판 / 620쪽 / 27,000원
현대인의 창조적 관상과 수상 백운산 지음 / 신국판 / 344쪽 / 9,000원
대운용신영부적 정재원 지음 / 신국판 양장본 / 750쪽 / 39,000원
사주비결활용법 이세진 지음 / 신국판 / 392쪽 / 12,000원
컴퓨터세대를 위한 新 성명학대전 박용찬 지음 / 신국판 / 388쪽 / 11,000원
길흉화복 꿈풀이 비법 백운산 지음 / 신국판 / 410쪽 / 12,000원
새천년 작명컨설팅 정재원 지음 / 신국판 / 492쪽 / 13,900원
백운산의 신세대 궁합 백운산 지음 / 신국판 / 304쪽 / 9,500원
동자삼 작명학 남시모 지음 / 신국판 / 496쪽 / 15,000원
구성학의 기초 문길여 지음 / 신국판 / 412쪽 / 12,000원
소울음소리 이건우 지음 / 신국판 / 314쪽 / 10,000원

법률 일반

여성을 위한 성범죄 법률상식
조명원(변호사) 지음/ 신국판 / 248쪽 / 8,000원

아파트 난방비 75% 절감방법
고영근 지음 / 신국판 / 238쪽 / 8,000원

일반인이 꼭 알아야 할 절세전략 173선
최성호(공인회계사) 지음 / 신국판 / 392쪽 / 12,000원

변호사와 함께하는 부동산 경매
최환주(변호사) 지음 / 신국판 / 404쪽 / 13,000원

혼자서 쉽고 빠르게 할 수 있는 소액재판
김재용 · 김종철 공저 / 신국판 / 312쪽 / 9,500원

"술 한 잔 사겠다"는 말에서 찾아보는 채권 · 채무
변환철(변호사) 지음 / 신국판 / 408쪽 / 13,000원

알기쉬운 부동산 세무 길라잡이
이건우(세무서 재산계장) 지음 / 신국판 / 400쪽 / 13,000원

알기쉬운 어음, 수표 길라잡이
변환철(변호사) 지음 / 신국판 / 328쪽 / 11,000원

제조물책임법
강동근(변호사) · 윤종성(검사) 공저 / 신국판 / 368쪽 / 13,000원

알기 쉬운 주5일근무에 따른 임금 · 연봉제 실무
문강분(공인노무사) 지음 / 4×6배판 변형 / 544쪽 / 35,000원

변호사 없이 당당히 이길 수 있는 형사소송
김대환 지음 / 신국판 / 304쪽 / 13,000원

변호사 없이 당당히 이길 수 있는 민사소송
김대환 지음 / 신국판 / 412쪽 / 14,500원

혼자서 해결할 수 있는 교통사고 Q&A
조명원(변호사) 지음 / 신국판 / 336쪽 / 12,000원

알기 쉬운 개인회생 · 파산 신청법
최재구(법무사) 지음 / 신국판 / 352쪽 / 13,000원

생활법률

부동산 생활법률의 기본지식
대한법률연구회 지음 / 김원중(변호사) 감수 / 신국판 / 472쪽 / 13,000원

고소장 · 내용증명 생활법률의 기본지식
하태웅(변호사) 지음 / 신국판 / 440쪽 / 12,000원

노동 관련 생활법률의 기본지식
남동희(공인노무사) 지음 / 신국판 / 528쪽 / 14,000원

외국인 근로자 생활법률의 기본지식
남동희(공인노무사) 지음 / 신국판 / 400쪽 / 12,000원

계약작성 생활법률의 기본지식
이상도(변호사) 지음 / 신국판 / 560쪽 / 14,500원

지적재산 생활법률의 기본지식
이상도(변호사) · 조의제(변리사) 공저 / 신국판 / 496쪽 / 14,000원

부당노동행위와 부당해고 생활법률의 기본지식
박영수(공인노무사) 지음 / 신국판 / 432쪽 / 14,000원

주택 · 상가임대차 생활법률의 기본지식
김운용(변호사) 지음 / 신국판 / 480쪽 / 14,000원

하도급거래 생활법률의 기본지식
김진홍(변호사) 지음 / 신국판 / 440쪽 / 14,000원

이혼소송과 재산분할 생활법률의 기본지식
박동섭(변호사) 지음 / 신국판 / 460쪽 / 14,000원

부동산등기 생활법률의 기본지식
정상태(법무사) 지음 / 신국판 / 456쪽 / 14,000원

기업경영 생활법률의 기본지식
안동섭(단국대 교수) 지음 / 신국판 / 466쪽 / 14,000원

교통사고 생활법률의 기본지식
박정무(변호사) · 전병찬 공저 / 신국판 / 480쪽 / 14,000원

소송서식 생활법률의 기본지식
김대환 지음 / 신국판 / 480쪽 / 14,000원

호적 · 가사소송 생활법률의 기본지식
정주수(법무사) 지음 / 신국판 / 516쪽 / 14,000원

新 상속과 세금 생활법률의 기본지식
박동섭(변호사) 지음 / 신국판 / 492쪽 / 14,500원

담보 · 보증 생활법률의 기본지식
류창호(법학박사) 지음 / 신국판 / 436쪽 / 14,000원

소비자보호 생활법률의 기본지식
김성천(법학박사) 지음 / 신국판 / 504쪽 / 15,000원

판결 · 공정증서 생활법률의 기본지식
정상태(법무사) 지음 / 신국판 / 312쪽 / 13,000원

산업재해보상보험 생활법률의 기본지식
정유석(공인노무사) 지음 / 신국판 / 384쪽 / 14,000원

처 세

성공적인 삶을 추구하는 여성들에게 우먼파워
조안 커너 · 모이라 레이너 공저 / 지창영 옮김
신국판 / 352쪽 / 8,800원

聽 이익이 되는 말 話 손해가 되는 말
우메시마 미요 지음 / 정성호 옮김 / 신국판 / 304쪽 / 9,000원

부자들의 생활습관 가난한 사람들의 생활습관
다케우치 야스오 지음 · 홍영의 옮김 / 신국판 / 320쪽 / 9,800원

코끼리 귀를 당긴 원숭이-히딩크식 창의력을 배우자
강충인 지음 / 신국판 / 208쪽 / 8,500원

성공하려면 유머와 위트로 무장하라
민영욱 지음 / 신국판 / 292쪽 / 9,500원

동소병의 오뚝이전략
조창남 편저 / 신국판 / 304쪽 / 9,500원

노무현 화술과 화법을 통한 이미지 변화
이현정 지음 / 신국판 / 320쪽 / 10,000원

성공하는 사람들의 토론의 법칙
민영욱 지음 / 신국판 / 280쪽 / 9,500원

사람은 칭찬을 먹고산다
민영욱 지음 / 신국판 / 268쪽 / 9,500원

사과의 기술
김농주 지음 / 신국판 변형 양장본 / 200쪽 / 10,000원

취업 경쟁력을 높여라
김농주 지음 / 신국판 / 280쪽 / 12,000원

유비쿼터스시대의 블루오션 전략
최양진 지음 / 신국판 / 248쪽 / 10,000원

나만의 블루오션 전략 - 화술편
민영욱 지음 / 신국판 / 254쪽 / 10,000원

희망의 씨앗을 뿌리는 20대를 위하여
우광균 지음 / 신국판 / 172쪽 / 8,000원

끌리는 사람이 되기위한 **이미지 컨설팅**
홍순아 지음 / 대국전판 / 194쪽 / 10,000원

글로벌 리더의 소통을 위한 스피치
민영욱 지음 / 신국판 / 328쪽 / 10,000원

오바마처럼 꿈에 미쳐라
정영순 지음 / 신국판 / 208쪽 / 9,500원

여자 30대, 내 생애 최고의 인생을 만들어라
정영순 지음 / 신국판 / 256쪽 / 11,500원

명 상

명상으로 얻는 깨달음
달라이 라마 지음 / 지창영 옮김 / 국판 / 320쪽 / 9,000원

어 학

2진법 영어 이상도 지음 / 4×6배판 변형 / 328쪽 / 13,000원

한 방으로 끝내는 영어 고제윤 지음 / 신국판 / 316쪽 / 9,800원

한 방으로 끝내는 영단어 김승엽 지음 / 김수경 · 카렌다 감수 /
4×6배판 변형 / 236쪽 / 9,800원

해도해도 안 되던 영어회화 하루에 30분씩 90일이면 끝낸다
Carrot Korea 편집부 지음 / 4×6배판 변형 / 260쪽 / 11,000원

바로 활용할 수 있는 **기초생활영어**
김수경 지음 / 신국판 / 240쪽 / 10,000원

바로 활용할 수 있는 **비즈니스영어**
김수경 지음 / 신국판 / 252쪽 / 10,000원

생존영어55 홍일록 지음 / 신국판 / 224쪽 / 8,500원

필수 여행영어회화 한현숙 지음 / 4×6판 변형 / 328쪽 / 7,000원

필수 여행일어회화 윤영자 지음 / 4×6판 변형 / 264쪽 / 6,500원

필수 여행중국어회화 이은진 지음 / 4×6판 변형 / 256쪽 / 7,000원

영어로 배우는 중국어 김승엽 지음 / 신국판 / 216쪽 / 9,000원

필수 여행스페인어회화 유연창 지음 / 4×6판 변형 / 288쪽 / 7,000원

바로 활용할 수 있는 **홈스테이 영어**
김형주 지음 / 신국판 / 184쪽 / 9,000원

필수 여행러시아어회화 이은수 지음 / 4×6판 변형 / 248쪽 / 7,500원

레포츠

수열이의 브라질 축구 탐방 **삼바 축구, 그들은 강하다**
이수열 지음 / 신국판 / 280쪽 / 8,500원

마라톤, 그 아름다운 도전을 향하여
빌 로저스 · 프리실라 웰치 · 조 헨더슨 공저 /
오인환 감수 / 지창영 옮김 / 4×6배판 / 320쪽 / 15,000원

인라인스케이팅 100%즐기기
임미숙 지음 / 4×6배판 변형 / 172쪽 / 11,000원

배스낚시 테크닉
이종건 지음 / 4×6배판 / 440쪽 / 20,000원

나도 디지털 전문가 될 수 있다!!!
이승훈 지음 / 4×6배판 / 320쪽 / 19,200원

스키 100% 즐기기
김동환 지음 / 4×6배판 변형 / 184쪽 / 12,000원

태권도 총론
하웅의 지음 / 4×6배판 / 288쪽 / 15,000원

건강하고 아름다운 **동양란 기르기**
난마을 지음 / 4×6배판 변형 / 184쪽 / 12,000원

수영 100% 즐기기
김종만 지음 / 4×6배판 변형 / 248쪽 / 13,000원

애완견114
황양원 엮음 / 4×6배판 변형 / 228쪽 / 13,000원

건강을 위한 **월빙 걷기**
이강옥 지음 / 대국전판 / 280쪽 / 10,000원

우리 땅 우리 문화가 살아 숨쉬는 **옛터**
이형권 지음 / 대국전판 올컬러 / 208쪽 / 9,500원

아름다운 산사

이형권 지음 / 대국전판 올컬러 / 208쪽 / 9,500원

쉽고 즐겁게! 신나게! 배우는 재즈댄스
최재선 지음 / 4×6배판 변형 / 200쪽 / 12,000원

맛과 멋이 있는 낭만의 카페
박성찬 지음 / 대국전판 올컬러 / 168쪽 / 9,900원

한국의 숨어 있는 아름다운 풍경
이종원 지음 / 대국전판 올컬러 / 208쪽 / 9,900원

사람이 있고 자연이 있는 아름다운 **명산**
박기성 지음 / 대국전판 올컬러 / 176쪽 / 12,000원

마음의 고향을 찾아가는 여행 **포구**
김인자 지음 / 대국전판 올컬러 / 224쪽 / 14,000원

생명이 살아 숨쉬는 한국의 아름다운 강
민병준 지음 / 대국전판 올컬러 / 168쪽 / 12,000원

틈나는 대로 세계여행
김재관 지음 / 4×6배판 변형 올컬러 / 368쪽 / 20,000원

해양스포츠 카이트보딩
김남용 편저 / 신국판 올컬러 / 152쪽 / 18,000원

풍경 속을 걷는 즐거움 **명상 산책**
김인자 지음 / 대국전판 올컬러 / 224쪽 / 14,000원

3.3.7 세계여행
김완수 지음 / 4×6배판 변형 올컬러 / 280쪽 / 12,900원

골 프

퍼팅 메커닉
이근택 지음 / 4×6배판 변형 / 192쪽 / 18,000원

아마골프 가이드
정영호 지음 / 4×6배판 변형 / 216쪽 / 12,000원

골프 100타 깨기
김준모 지음 / 4×6배판 변형 / 136쪽 / 10,000원

골프 90타 깨기
김광섭 지음 / 4×6배판 변형 / 148쪽 / 11,000원

KLPGA 최여진 프로의 센스 골프
최여진 지음 / 4×6배판 변형 올컬러 / 192쪽 / 13,900원

KTPGA 김준모 프로의 파워 골프
김준모 지음 / 4×6배판 변형 올컬러 / 192쪽 / 13,900원

골프 80타 깨기
오태훈 지음 / 4×6배판 변형 / 132쪽 / 10,000원

신나는 골프 세상
유용열 지음 / 4×6배판 변형 올컬러 / 232쪽 / 16,000원

이신 프로의 더 퍼펙트
이신 지음 / 국배판 / 336쪽 / 28,000원

주니어출신 박영진 프로의 주니어골프
박영진 지음 / 4×6배판 변형 올컬러 / 164쪽 / 11,000원

골프손자병법
유용열 지음 / 4×6배판 변형 올컬러 / 212쪽 / 16,000원

박영진 프로의 주말 골퍼 100타 깨기
박영진 지음 / 4×6배판 변형 올컬러 / 160쪽 / 12,000원

10타 줄여주는 클럽 피팅
현세용 · 서주석 공저 / 4×6배판 변형 / 184쪽 / 15,000원

단기간에 싱글이 될 수 있는 원포인트 레슨
권용진 · 김준모 지음 / 4×6배판 변형 올컬러 / 152쪽 / 12,500원

이신 프로의 더 퍼펙트 쇼트 게임
이신 지음 / 국배판 올컬러 / 248쪽 / 20,000원

여성실용

결혼준비, 이제 놀이가 된다 김창규 · 김수경 · 김정철 지음
4×6배판 변형 올컬러 / 230쪽 / 13,000원

내 몸에 맞는 운동과 건강

2008년 2월 25일 제1판 1쇄 발행
2010년 3월 20일 제1판 2쇄 발행

지은이/하철수
펴낸이/강선희
펴낸곳/가림출판사

등록/1992. 10. 6. 제4-191호
주소/서울시 광진구 구의동 57-71 부원빌딩 4층
대표전화/458-6451   팩스/458-6450
홈페이지/ www.galim.co.kr
전자우편/galim@galim.co.kr

값 11,000원

ISBN 978-89-7895-287-3 13510